T0243288

Limpieza y reseteo

DRA. KELLYANN PETRUCCI

Limpieza y reseteo

*Desintoxica, nutre y repara tu cuerpo
para perder peso sin recuperarlo… ¡En sólo 5 días!*

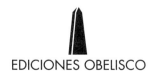

EDICIONES OBELISCO

Si este libro le ha interesado y desea que le mantengamos informado
de nuestras publicaciones, escríbanos indicándonos qué temas son de su interés
(Astrología, Autoayuda, Psicología, Artes Marciales, Naturismo,
Espiritualidad, Tradición…) y gustosamente le complaceremos.

Puede consultar nuestro catálogo en www.edicionesobelisco.com

*Los editores no han comprobado la eficacia ni el resultado de las recetas, productos,
fórmulas técnicas, ejercicios o similares contenidos en este libro. Instan a los lectores a consultar
al médico o especialista de la salud ante cualquier duda que surja. No asumen, por lo tanto,
responsabilidad alguna en cuanto a su utilización ni realizan asesoramiento al respecto.*

Colección Salud y Vida natural
Limpieza y reseteo
Kellyann Petrucci

Título original: *Dr. Kellyann's Cleanse and Reset*

1.ª edición: febrero de 2022

Traducción: *Pilar Guerrero*
Maquetación: *Juan Bejarano*
Corrección: *Sara Moreno*
Diseño de cubierta: *Enrique Iborra*

© 2019, Best of Organic, LLC
(Reservados todos los derechos)
Traducción publicada por acuerdo con Harmony Books, sello editorial de Random House,
una división de Penguin Random House, LLC
© 2022, Ediciones Obelisco, S. L.
(Reservados los derechos para la presente edición)

Edita: Ediciones Obelisco, S. L.
Collita, 23-25. Pol. Ind. Molí de la Bastida
08191 Rubí - Barcelona - España
Tel. 93 309 85 25
E-mail: info@edicionesobelisco.com

ISBN: 978-84-9111-816-9
Depósito Legal: B-1.350-2022

Impreso en los talleres gráficos de Romanyà/Valls S. A.
Verdaguer, 1 - 08786 Capellades - Barcelona

Printed in Spain

Al Dr. Mehmet Oz y su equipo:
Brillante, innovador y apasionado por contar la verdad.
Gracias por creer en mí, elevarme con tanta gracia
y hacerme parte integrante de la familia Dr. Oz.

PREFACIO

He escuchado a mucha gente, la he apoyado, he reído y llorado con ella; en su mayoría eran mujeres y estábamos en los probadores de mis tiendas. Tengo una cadena de tiendas de moda y he estado en el mundo de las ventas desde que tenía catorce años y vendía zapatos en el negocio familiar en Nueva York. Más tarde, mi familia y yo nos mudamos a California, donde comencé con Elysewalker en 1999. Soy conocida como una *fashionista*, pero la verdad es que soy madre, esposa, amiga y marimacho (según mi madre).

He luchado con mi peso y mi imagen corporal desde que tengo memoria. No soy gorda, pero tampoco flaca. Soy naturalmente rellenita. Y sé que no estoy sola en esta lucha porque trabajo con mujeres –y ahora también con hombres– todos los días del año vistiéndolas, estilizándolas y escuchando sus historias. Ya sea por las hormonas, el embarazo, un divorcio, un cáncer, la menopausia, enfermedades autoinmunes o celebraciones de bodas, conozco una pequeña parte de la vida de mis clientes.

A los treinta y cinco años, me diagnosticaron una enfermedad autoinmune que ataca al iris de mis ojos. (Recuerda que la definición de enfermedad autoinmune es que el cuerpo ataca por error a las células sanas). Durante aproximadamente tres años luché con el día y la sensibilidad a la luz en general, lo que me llevó a los esteroides, al aumento de peso y luego al metotrexato para ayudar a mi cuerpo a salir del «modo de ataque».

A los cuarenta estaba muy bien, buscando formas de crear un estilo de vida saludable y mantener mi organismo en estado de remisión. Leí todos los libros que pude y visité a más de veintiocho médicos durante esos años. No comía gluten y lo tenía todo bajo control: peso, ojos, ejercicio y equilibrio entre el trabajo y la vida privada.

Luego, hacia el final de mi cuarentena, mis hormonas comenzaron a disminuir y todos mis trucos habituales ya no funcionaban. Me sentía exhausta e hinchada (como si estuviera embarazada de cinco meses). Mi piel y mi pelo empezaron a cambiar, y no en el buen sentido. Mientras mi cuerpo engordaba, mi pelo adelgazaba. ¡No es una buena combinación!

Por lo general, yo soy la que ejerce de cuidadora y confidente y trato de ser un buen modelo a seguir para todos los miembros de mi equipo, tanto en el trabajo como en mi vida privada. Pero entonces era yo quien necesitaba ayuda y apoyo. La mujer de mi padre, Lynn, y luego mi querida amiga de la Universidad de Columbia, Rebecca, y su marido Peter, reconocieron mi lucha y siguieron presionándome para que leyera *Dr Kellyann's Bone Broth Diet [La dieta del caldo de huesos de la Dra. Kellyann]*. Rápidamente les dije: «No os preocupéis: no tomo gluten, hago ejercicio, lo resolveré yo sola». Pero no lo hice. Y mi lucha creció y creció a medida que mis viejas costumbres ya no producían ningún resultado. Así que leí el libro.

De vez en cuando, todos recibimos regalos. La Dra. Kellyann ha sido un regalo que me dieron mis amigos y familiares. Leí su libro y comencé la dieta con un grupo de amigos (gracias, Michelle, Michael, Kath y Deb). Juntos formamos un equipo y nos comunicamos unos con otros a diario. Comenzamos a hacer cenas al estilo «caldo de huesos», utilizando las deliciosas recetas de la Dra. Kellyann. ¡No me lo podía creer! ¡Mi cuerpo estaba respondiendo! Contacté con ella y le dije que iría a Nueva York, y que si le gustaría acompañarme en el desfile de modas de Jonathan Simkhai. Nos encontramos o en la fila de Spring Studios, en Tribeca. Iba vestida de blanco invierno súper chic, de la cabeza a los pies. ¡Y sabía que me iba a gustar!

Inteligente, audaz, cálida, divertida y totalmente accesible, la Dra. Kellyann se ha convertido en mi gánster espiritual. Como es de origen italiano te dirá: «¡Oye, me encanta comer!». Comprende la inflamación con la que muchos de nosotros luchamos. Su estilo de vida con caldo de huesos (en realidad no me gusta llamarlo dieta) es un cambio total.

Ahora, la Dra. Kellyann está de regreso con la *Limpieza y reseteo de la Dra. Kellyann*. Me encanta que reconozca que todos nos desviamos a veces. Admite honestamente que a ella también le pasa, y te hace sentir esperanzado en lugar de desanimado. Su plan es factible, está salpicado de sentido del humor y es fácil de seguir. Si necesitas un reseteo, inspiración y vigor, es tu día de suerte, porque acabas de completar el paso número uno: tienes este libro entre las manos y estás a punto de embarcarte en un increíble cambio de vida. ¡Es un gran honor presentarte a la Dra. Kellyann!

ELYSE WALKER

Propietaria de Elysewalker y TOWNE de Elysewalker
Directora de moda de FWRD para Elysewalker

PARTE 1

LO QUE MI LIMPIEZA Y RESETEO
HICIERON POR MÍ...
Y LO QUE PUEDEN HACER POR TI

Capítulo 1

POR QUÉ CREÉ ESTA LIMPIEZA: PARA MÍ

Quiero contarte una historia, pero resulta un poco incómodo –a decir verdad, *muy* incómodo–, especialmente para una especialista en pérdida de peso y antienvejecimiento que lleva más de veinte años ayudando a sus pacientes a estar sanos. Aun así, voy a contártela.

¿Por qué? Porque, en este momento, sé que no eres el «tú» que querrías ser. Quieres perder peso desesperadamente, verte mejor y *sentirte* mejor. Y quiero que sepas que yo también he estado en esa situación. ¡Vaya si lo he estado!

Verás, esta limpieza va a hacer cosas increíbles por ti, pero la creé porque en su momento era *yo* quien la necesitaba. Porque soy una simple mortal y, a veces, me equivoco… Meto la pata de verdad. Y, hace poco, me equivoqué espectacularmente.

MI DESPERTAR

Normalmente, me cuido a mí misma. Pongo en práctica lo que predico: hago ejercicio, duermo lo suficiente, llevo una dieta natural…, hago las cosas bien. En consecuencia, estoy delgada y supersana… o, al menos, lo *estaba*.

En 2017, dejé que todo fluyera. Corría sin parar. Estaba escribiendo un libro. Volaba de costa a costa todas las semanas. Visitaba pacientes. Salía en televisión. Dirigía un negocio. Me preocupaba, perdía el sueño y me saltaba los entrenamientos.

Si estás en buena forma, como yo estaba a principios de 2017, puedes vivir así por un tiempo. Pero sigue así el tiempo suficiente y tu organismo te dirá: «¿Qué narices crees que estás haciendo? ¡Préstame atención!».

En mi caso, ignoré las primeras señales de advertencia. Estaba engordando, mi piel se veía fatal, mis ojos estaban apagados y hundidos y mi nivel de energía rondaba el cero. Llevaba tres pares de fajas para reducir mi trasero y mis muslos cuando salía en la tele. (Es cierto que la cámara sube cinco kilos y en los lugares equivocados).

Sin embargo, seguía viviendo al límite.

Así que mi cuerpo, finalmente, me envió un mensaje que no *pude* ignorar. Era otoño de 2017. Estaba en un vuelo de American Airlines de Los Ángeles a Nueva York. Me había sentido cansada y mal todo el día, y de repente supe que algo andaba muy muy mal.

Estaba mareada, muy mareada. Era como si estuviera en un túnel siendo succionada fuera de la realidad. Sudaba profusamente y mi corazón parecía que me estuviese haciendo algún tipo de calistenia extraña.

Todo lo que sabía era una cosa: estaba cayendo en picado.

Me volví hacia el pasajero que estaba a mi lado y le dije: «Creo que me voy a desmayar. Mi nombre es Kellyann Petrucci, no tomo ningún medicamento y no tengo ninguna enfermedad que yo sepa. Por favor, llama a la azafata».

Lo siguiente que supe fue que estaba en el suelo mirando a una azafata que me estaba poniendo hielo en la espalda y la cabeza y me preguntaba: «¿Estás bien? ¿Estás bien?». Mientras la tripulación de vuelo me arrastraba a la cabina, el conocimiento me iba y me venía, y escuché a la azafata preguntar si había un médico a bordo. Aunque estaba en un mundo diferente, recuerdo haber pensado: «¿En qué me he metido esta vez?».

(Hagamos una pequeña digresión en este punto. ¿Sabías que incluso en una situación como ésta hay cosas positivas? Bueno, mientras estaba acostada, perdiendo y recuperando la consciencia, oí a una de las azafatas decir: «No puede ser ella. En la lista de pasajeros dice que tiene cincuenta y dos años. ¡Pero esta mujer *no* tiene cincuenta y dos años!» Así que sí. Estaba tendida en el suelo de un avión, sintiendo que me moría…, pero incluso medio muerta ¡parezco más joven! Yujuuu).

Volviendo a la historia. Cuando el avión aterrizó, me sentaron en una silla de ruedas y me dijeron que necesitaba que me viera un médico con urgencia, básicamente diciendo: «Sin discusiones». (Todavía estaban encima de mí).

Terminé en un hospital y luego en un ambulatorio. Estaba anémica. Estaba agotada. Tanto física como emocionalmente. Había engordado 10 kg –que es un ENORME aumento de peso cuando apenas mides un metro y medio como yo–. Mis hormonas estaban totalmente fuera de control. Era un desastre.

Seguro que parecía más joven de la edad que tengo (¡te quiero, azafata!), pero aun así estaba *fatal*. Y para empeorar las cosas, era hora de comenzar a promocionar mi nuevo libro.

Es más, no sólo me veía mal, me *sentía* mal. Y de repente me di cuenta de que me había sentido así durante mucho tiempo, a pesar de que estaba conociendo gente maravillosa y teniendo grandes experiencias. Debería haberme estado divirtiendo mucho, pero en cambio me sentía entumecida y desconectada. Ésa no soy «yo», porque soy una chica de origen italiano que por naturaleza es despreocupada con un gran entusiasmo por la vida.

Me di cuenta de que necesitaba un reseteo, y además urgentemente. Necesitaba restaurar mi metabolismo, mis hormonas e incluso mi mente. Necesitaba «apretar el botón de *reset*». Limpiar la casa. Sacar la basura. Recuperar mi vida.

Necesitaba un RESETEO.

Como se suele decir: «Médico, cúrate a ti mismo».

Resetearme a mí misma

En ese momento, me puse a trabajar para hacer la limpieza que se detalla en este libro. Sabía que tenía que ser una limpieza increíblemente poderosa porque tenía serios problemas.

Sabía que tenía que ser *rápida*, porque estaba enferma y cansada de sentirme enferma y cansada (y gorda). Y sabía que tenía que ser una estrategia simple, factible y cómoda, porque estaba en el punto de ruptura y no podía soportar más estrés.

Destilé en este plan todos los conocimientos que he adquirido durante dos décadas. Lo cargué con superalimentos que limpian las células, estimulan el metabolismo y queman grasa. Luego experimenté hasta que me salió bien.

¿Qué pasó luego? Que en cuestión de días empecé a sentirme como «yo misma» nuevamente. Perdí la tripa cervecera, perdí la hinchazón, recuperé mi energía, las ojeras desaparecieron y volví a ser *feliz*. Había comenzado mi viaje de regreso a la salud y entonces estaba en buena racha.

Estaba tan emocionada con mi plan que comencé a probarlo con mis pacientes. Como yo, les encantaron los resultados que obtuvieron, tanto la pérdida de peso como la energía y el estado de ánimo. Les encantaba cómo se veían: más jóvenes, más sexys, más dinámicos. Y les encantó cómo pasaron de sentirse agotados a sentirse renovados.

En resumen, sé que esta limpieza puede ayudarte a recuperar tu vida porque me ayudó a recuperar la mía, y ahora también está cambiando la vida de mis pacientes. Además, es rápido, sencillo y sin estrés. (Porque lo último que necesitas es más estrés, ¿verdad? No voy a estresarte más).

Así que pregúntate: ¿estás agotado, tienes sobrepeso y te sientes triste? Entonces, estás recibiendo una llamada de atención. Puedes ignorarla hasta que tengas una crisis como la mía, o puedes actuar AHORA MISMO.

Toma ejemplo de alguien que aprendió por las malas. Tu cuerpo te está diciendo que es hora de apretar el botón de *reset*, de prestar atención, y es más fácil de lo que piensas. Puedes *resetearte* a ti mismo. Pronto te diré exactamente cómo hacerlo, pero primero, veamos cuánto desea tu cuerpo una limpieza a fondo.

RESPONDE MI CUESTIONARIO DE LIMPIEZA RÁPIDA

Puedes beneficiarte de mi limpieza incluso si estás en lo mejor de la vida en este momento. Aumentarás tu energía, suavizarás tu piel y eliminarás las toxinas. De hecho, ahora hago la limpieza cuatro veces al año, al comienzo de cada temporada, para asegurarme de seguir viéndome y sintiéndome mejor.

Sin embargo, si no estás totalmente sano, es posible que necesites esta limpieza *con urgencia*…, como hice cuando me vine abajo. Ésta es una prueba rápida para ver cuántos gritos de ayuda te está enviando tu organismo.

¿Necesitas esta limpieza?

1. ¿Estás aumentando de peso, especialmente el abdomen?
2. ¿Aumentas de peso fácilmente y tienes problemas para perderlo?
3. ¿Has aumentado 5 kg o más en los últimos años?
4. ¿Estás hinchado con frecuencia?
5. ¿Sufres a menudo de otros problemas gastrointestinales como estreñimiento o diarrea?
6. ¿Estás cansado con frecuencia?
7. ¿Duermes mal?
8. ¿Te apetece dormir?
9. ¿Te despiertas cansado?
10. ¿Experimentas tristeza por las tardes?
11. ¿Sientes que eres menos fuerte y enérgico de lo que solías ser?
12. ¿Sientes que estás envejeciendo más rápido de lo que deberías?
13. ¿Tienes la piel seca o estás desarrollando líneas finas y arrugas?
14. ¿Tu piel tiene manchas o está apagada?
15. ¿Tienes psoriasis o eccema?
16. ¿Tienes los ojos enrojecidos o apagados?
17. ¿Tu cabello es fino o está apagado?
18. ¿Están tus uñas secas y quebradizas?
19. ¿Estás expuesto con frecuencia a toxinas del tráfico, limpiadores domésticos u otras fuentes?
20. ¿Con frecuencia comes frutas y verduras no orgánicas o carne y huevos no ecológicos?
21. ¿Bebes agua sin filtrar?
22. ¿Enfermas con frecuencia?
23. Cuando enfermas, ¿tienes problemas para «recuperarte»?
24. ¿Tienes problemas autoinmunes?
25. ¿Estás enfadado o infeliz con frecuencia?
26. ¿Sueles sentir ansiedad?
27. ¿Experimentas con frecuencia «confusión mental»?
28. ¿Disfrutas del sexo menos que antes?
29. ¿Disfrutas de amigos y familiares menos que antes?
30. ¿Disfrutas de la vida menos que antes?

Ahora, cuenta el número de «síes». Aquí se explica cómo puntuar los resultados:

Si tu puntuación es 10 o más, tu organismo está gritando que necesita ayuda.

Si tu puntuación es de 5 a 9, estás entrando en la zona de peligro y es hora de detener los problemas antes de que empeoren.

Si tu puntuación es de 0 a 4, estás en mejor forma que la mayoría de las personas. ¡Felicidades! Sólo necesitas la limpieza si quieres llevar tu bienestar a un nivel aún más alto.

Echa un vistazo a tu puntuación. Si revela que te estás viniendo abajo o que simplemente te las arreglas para estar medio normal cuando quieres resultar impresionante, es el momento de tomar una decisión.

Si estás harto de estar gordo, cansado y triste, decide que ahora es el momento de recuperar tu vida.

Tú importas, así que puedes convertirte en tu mejor versión y en la más feliz. Te sentirás mejor de lo que te has sentido en años, o tal vez en toda tu vida.

Decídete, comprométete y a por ello. ¡Vamos!

ANTES DE QUE EMPIECES…

· ·

Esta limpieza es una opción ideal para cualquier persona que quiera adelgazar y estar más saludable rápidamente. Sin embargo, si perteneces a una de las categorías siguientes, debes posponer la dieta por ahora o hacerla únicamente bajo supervisión médica.

¿Estás embarazada o amamantando? Si ése es el caso, espera hasta más adelante para la limpieza. Cuando comes por dos necesitas más comida de la que se come con esta dieta. Sin embargo, ¡esta limpieza es una manera fantástica de perder esos kilos de más que te dejó el bebé, pero más adelante! También te ayudará a recuperar los nutrientes perdidos mientras alimentas a tu peque.

¿Eres diabético o estás tomando medicamentos para reducir el azúcar en sangre? Esta limpieza reducirá la glucosa en sangre y eso es muy beneficioso. Sin embargo, si estás tomando insulina o un medicamento como la metformina, debes tener cuidado de no acabar hipoglucémico. Consulta a tu médico antes de realizar la limpieza y controla tus niveles de azúcar en sangre con frecuencia, todos los días.

¿Tienes otros problemas de salud crónicos? Consulta a tu médico para realizar la limpieza y pregúntale si necesitarás ajustar alguno de tus medicamentos.

¿Estás tomando un anticoagulante? Esta limpieza contiene muchas verduras saludables. Son ricas en vitamina K, que puede interferir con los medicamentos anticoagulantes, así que consulta con el médico para asegurarte de que sean seguras. De lo contrario, puedes cambiar la sopa de la noche por caldo de huesos simple y reemplazar los batidos vegetales con batidos que contengan menos verduras.

¿Tienes menos de dieciocho años? Si es así, asegúrate de que tus padres y tu médico estén de acuerdo.

¿Tienes antecedentes de un trastorno alimentario? Consulta con el médico y asegúrate de que esta limpieza sea segura para ti.

¿Tienes una enfermedad en este momento o te estás recuperando de una lesión? Si es así, tu organismo necesita dirigir todos tus recursos para la recuperación. Espera hasta que estés mejor… ¡Te esperaré!

Capítulo 2

La ciencia que hay detrás
de mi limpieza y reseteo

Sé que no puedes esperar para sanar tu cuerpo con esta limpieza, y yo también deseando que comiences. Pero si tienes la tentación de saltarte este capítulo y dirigirte directamente a la limpieza, ten un poco de paciencia conmigo y léete unas pocas páginas más.

Antes de comenzar con la limpieza, quiero contarte la verdad.

Creo que el conocimiento es poder, así que quiero que sepas exactamente lo que mi limpieza hará por ti y por qué incluí cada elemento.

Hay mucha ciencia en este capítulo, no porque quiera que desconectes, sino porque te ayudará a comprender por qué esta nueva forma de limpieza es tan importante y tan diferente de las dietas que hayas seguido en el pasado.

Qué es esta limpieza y qué no es

En primer lugar, quiero decirte lo que entiendo por *limpieza*. La mayoría de la gente piensa que las limpiezas tienen que ver con el agotamiento y la privación. Pero esta limpieza *hará que te fortalezcas* y no que te derrumbes.

Tras años trabajando en el campo de la salud, ser testigo de las experiencias de miles de pacientes y tener mis propias experiencias personales, he visto lo bueno, lo malo y lo feo en lo que respecta a las dietas de limpieza. He aprendido por las malas y sé lo que se debe y no se debe hacer en una limpieza.

Cuando termines mi limpieza, te sentirás renovado, no exhausto. Te sentirás ágil, no débil ni cansado. Vas a tener la energía de un adolescente, ya sabes: «sangre de tigre».

Eso se debe a que esta limpieza activará tu matriz celular –el líquido que rodea las células– *saturando* el cuerpo con nutrientes energéticos. Como ves, éste es el quid de la cuestión: recargarse con todo lo que se necesita.

Al mismo tiempo, estos nutrientes limpiarán suavemente tus células de las toxinas. Mis pacientes me dicen con frecuencia: «Dra. Kellyann, no sé cómo, pero noto mi interior *limpio*». Te sentirás como si acabaras de pasar por uno de esos lavaderos de coches de lujo: te limpian y te pulen y sales brillante y como nuevo.

Con esta limpieza, mimarás tu cuerpo, no lo castigarás. Me gusta decir: «No se trata sólo de cómo te recuperas, se trata de cómo te sientes», y esta limpieza te hará sentir como un nuevo yo.

Y no sólo eso, también te *verás* como una persona nueva. En algunas limpiezas se acaba con aspecto cansado y poco saludable. Ésta reafirmará tu piel, así que en lugar de sentirte «debilucho» y enfermizo, terminarás pareciendo joven y escultórico.

POR QUÉ NECESITAS ESTA LIMPIEZA

Si estás en la misma situación que yo cuando toqué fondo (cansado, enfermo, triste y gordo) es porque tu organismo está comenzando a fallar. Y falla porque no obtiene lo que necesita.

De hecho, incluso si intentas comer bien, podrías estar engañando a tu cuerpo con los nutrientes que necesita. En un estudio, el doctor John Berardi analizó las dietas de más de quinientos estudiantes como parte de su tesis. A pesar de que los estudiantes hacían ejercicio y comían correctamente, Berardi descubrió que «sólo entre el 10 y el 15 % de ellos satisfacían todas tus necesidades dietéticas». Ten en cuenta que se trataba de personas *preocupadas por la salud que intentaban comer bien «conscientemente»*.[1]

Otro estudio[2] analizó las dietas de veinte personas (catorce eran atletas preocupados por su salud), todos ellos consumían lo que pensaban que eran buenas dietas. El científico que realizó el estudio informó: «Ninguno

---

1. John Berardi, «Chances Are, You've Got a Deficiency», *Precision Nutrition*, precision nutrition.com/balanced-diet-isnt-enough

2. B. Misner, «Food Alone Mayo Not Provide sufficient Micronutrients for Preventing Deficiency», *Journal of the International Society of Sports Nutrition*, 5 de junio de 2006, 3(1), 51-55: ncbi.nlm.nih.gov/pmc/articles/PMC2129155/

de estos análisis dietéticos alcanzó el 100 % de la dosis de ingesta diaria de micronutrientes recomendada aportada únicamente por los alimentos». Exacto: *ninguno* de ellos.

Es más, estos estudios sólo analizaron los nutrientes para los que hay recomendadas cantidades diarias, no mucho más, como los miles de fitonutrientes que ansían nuestras células. Las sustancias químicas que incluyen estas poderosas plantas incluyen:

- Las antocianinas, que le dan a los alimentos como las bayas, las cebollas rojas y las granadas tu bonito color, y que protegen la piel del daño causado por el sol,[3] ayudan a prevenir el cáncer[4] y reducen el riesgo de volverse obeso o diabético.[5]
- Luteína y zeaxantina, que mantienen sanas las máculas de los ojos, ayudando a prevenir la ceguera por degeneración macular.[6]
- El licopeno, un potente antioxidante que combate la inflamación y que puede reducir el riesgo de cáncer,[7] la presión arterial[8] e incluso el riesgo de accidente cerebrovascular hasta en un 59 %.

3. J. Bae *et al.,* «Bog Blueberry Anthocyanins Alleviate Photoaging in Ultraviolet-B Irradiation-Induced Human Dermal Fibroblasts», *Molecular Nutrition & Food Research*, 9 de junio de 2009, 53(6): 726-38; onlinelibrary.wiley.com/doi/abs/10.1002/mnfr.200800245

4. L. Wang y G. D. Stoner, «Anthocyanins and Their Role in Cancer Prevention», *Cancer Letters*, 8 de octubre de 2008, 269(2): 281-90; ncbi.nlm.nih.gov/pmc/articles/PMC2582525/

5. M. Riaz *et al.,* «The Role of Anthocyanins in Obesity and Diabetes», *Anthocyanins and Human Health: Biomolecular and Therapeutic Aspects*, 12 de abril de 2016, 109-23; link.springer.com/chapter/10.1007/978-3-319-26456-1_8

6. M. El-Sayed *et al.,* «Dietary Sources of Lutein and Zeaxanthin Carotenoids and Their Role in Eye Health», *Nutrients,* abril de 2013, 5(4): 1169-85; ncbi.nlm.nih.gov/pmc/articles/PMC3705341/

7. P. Chaudhary *et al.,* «Bioactivities of Phytochemicals Present in Tomato», *Journal of Food Science and Technology,* agosto de 2018, 55(8): 2833-49; ncbi.nlm.nih.gov/pubmed/30065393

8. X. Li y J. Xu, «Lycopene tupplement and Blood Presture: an Updated Meta-Analysis of Intervention Trials», *Nutrients,* septiembre de 2013, 5(9): 3696-3712; ncbi.nlm.nih.gov/pmc/articles/PMC3798929/

- Resveratrol, que ayuda a dar a las bayas, las uvas y el vino tinto su hermoso color, y puede retardar los efectos del envejecimiento al proteger las mitocondrias (las «fábricas de energía» de tus células).[9]
- Quercetina, que ayuda a fortalecer el «intestino permeable» (se amplía la información más adelante), reduciendo la inflamación crónica.[10]

En resumen, cada día tu déficit de fitonutrientes –como vitaminas, minerales y otros nutrientes– aumenta un poquito. Con el tiempo, el organismo empieza a morir de hambre de nutrientes, incluso cuando estás haciendo todo lo correcto.

Si estás estresado, duermes mal, consumes comida basura y te descuidas, como yo hacía antes de derrumbarme, te encuentras con un problema aún mayor. Eso se debe a que necesitas grandes dosis de nutrientes para curarte, pero no los estás consiguiendo porque tu intestino está enfermo e inflamado y tu metabolismo es lento. Esa matriz celular de la que hablé antes ya no te está beneficiando, te está perjudicando, porque es como un pantano tóxico. Así, cada vez te encuentras más enfermo.

Esto es lo que lo que terminó conmigo tendida en el suelo de cabina del avión. Y eso es lo que hará que te derrumbes si estás en mal estado y no tomas medidas *recargando* tus células con nutrientes. No necesitas sólo un chorrito de nutrientes que salvan vidas, necesitas una inundación.

Es más, necesitas cargarte con todos los nutrientes curativos *cruciales* que tu organismo quiere. Dejar a las células sin unos pocos nutrientes esenciales puede acabar contigo. Por ejemplo:

- Poco potasio te hará sentirte débil, ansioso e hinchado.
- Poco magnesio hará que te sientas cansado, con «confusión mental» y dolor, y te provocará dolores de cabeza y calambres musculares.

9. Z. Ungvari *et al.*, «Mitochondrial Protection by Resveratrol», *Exercise and Sport Sciences Reviews*, 1 de julio de 2012, 39(3): 128-32; ncbi.nlm.nih.gov/pmc/articles/PMC3123408/

10. T. tuzuki y H. Hara, «Role of Flavonoids in Intestinal Tight Junction Regulation», *Journal of Nutritional Biochemistry*, mayo de 2011, 22(5): 401-08; sciencedirect.com/science/article/pii/S0955286310001877

- Poca vitamina A hará que tus hormonas tiroideas se debiliten, lo que hará que aumentes de peso.
- Poca vitamina C cerrará la línea de producción de colágeno, envejecerá tu piel y dañará tu intestino.
- Poco zinc puede hacer que tu cabello se vuelva más fino y que tú seas más propenso a las infecciones.
- Poco ácido fólico puede hacer que te sientas agotado, que el corazón se acelere, que te falte el aire y provocar dolores de cabeza.
- Poca grasa saludable impedirá que tu cuerpo absorba las vitaminas solubles en grasa.
- Poco hierro para la formación de sangre te debilitará y hará que tu cabello sea más fino y frágil.

Por eso no basta con complementar la dieta con algunos nutrientes. Necesitas conseguir todos los jugadores importantes para el equipo de sanación. Incluso la falta de una pequeña cantidad de nutrientes puede ser causa de preocupación.

Cargar el organismo con nutrientes es especialmente importante si estás luchando contra un problema de peso. Las investigaciones muestran que los adultos obesos tienen una menor ingesta de micronutrientes que las personas que no tienen sobrepeso,[11] y dichas deficiencias nutricionales pueden aumentar el riesgo de desarrollar diabetes.[12] (Para más información sobre este tema, véase «¿Tienes riesgo de desarrollar diabetes?» en la página de Recursos de mi sitio web en drkellyann.com/cleansebook).

En esta limpieza, vamos a bañar las células en cientos de vitaminas, minerales y fitonutrientes. Y las cargaremos con *combinaciones* de nutrientes,

---

11. S. Agarwal, «Comparison of Prevalence of Inadequate Nutrient Intake Based on Body Weight Status of Adults in the United States: an Analysis of NHANES 2001-2008», *Journal of the American College of Nutrition*, 2015, 34(2): 126-34; ncbi.nlm.nih.gov/pubmed/?term=Comparison+of+Prevalence+of+Inadequate+Nutrient+Intake+Based+on+Body+Weight+Status+of+Adults+in+the+United+States%3A+An+Analysis+of+NHANES+2001-2008

12. M. Via, «The Malnutrition of Obesity: Micronutrient Deficiencies That Promote Diabetes», *ISRN Endocrinology*, 15 de marzo de 2012, ncbi.nlm.nih.gov/pmc/articles/PMC3313629/

por ejemplo, las grasas saludables que conseguirás junto con grandes dosis de vitaminas, minerales y fitonutrientes, que funcionan sinérgicamente para fortalecerte célula a célula.

....

Nota: Para asegurarte de conseguir los nutrientes clave que necesitas y al mismo tiempo darle al intestino un descanso de alimentos sólidos, considera tomar un suplemento multivitamínico y multimineral diario durante la limpieza. Si no te sientan bien, asegúrate de tomar un poco de sol cada día (por la vitamina D), incluye algunas algas en sopas o batidos vegetales (por el yodo, zinc, selenio y molibdeno) y toma un suplemento de complejo B. Los champiñones son una buena fuente de selenio y (si han estado expuestos a la luz solar) de vitamina D, así que incorpóralos también a las sopas.

....

Además, a diferencia de muchas limpiezas, la mía va a cargar tu cuerpo con un macronutriente clave, *proteína limpia,* en forma de colágeno y caldo de huesos. Puedes pensar que se supone que una limpieza consiste solamente en batido vegetal o agua porque existe el mito de que hay que eliminar las proteínas de una limpieza para que funcione. En realidad, *ésta es la razón principal por la que otras limpiezas pueden dejarte con un aspecto demacrado y una sensación terrible.* Tu organismo necesita los aminoácidos en las proteínas para sanar las células, reparar las articulaciones, eliminar la hinchazón, optimizar la función inmunitaria, hacer que la piel y cabello estén estupendos y crear una pared intestinal fuerte.

Además, tu cuerpo necesita aminoácidos para «sacar la basura» que está obstruyendo las células. En particular, necesita *glicina,* que juega un papel clave en una de las vías de desintoxicación del organismo.

Y aquí hay otra cosa que tenemos que entender. Una razón por la que muchas limpiezas eliminan las proteínas es para permitir que el intestino descanse. Sin embargo, el colágeno y el caldo de huesos son proteínas limpias y libres de alérgenos que el cuerpo pueda digerir fácilmente porque están en forma líquida. Estos alimentos suaves nutren el organismo con los aminoácidos que necesita mientras le dan al intestino un «tiempo de inactividad» para la recuperación. Además, ayudan a prevenir esos antojos y ataques de mala uva que puedes haber experimentado en el pasado.

Finalmente, una limpieza que permite la alternancia de sopas, zumos vegetales y batidos funciona mejor que una limpieza sólo de bebidas vegetales porque los típicos zumos y batidos sobrecargan el cuerpo con azúcar, y el azúcar hace que las células se debiliten. Una limpieza que investigué recomendaba beber seis zumos al día, y cada bebida contenía de 35 a 50 gramos de fructosa. ¡Eso no es más saludable de lo que sería una limpieza a base de refrescos azucarados! Con mi limpieza, conseguirás una cantidad muy limitada de azúcar mientras le proporcionas a tu organismo mucha proteína limpia.

No debes sobrecargar tu cuerpo con azúcar en una limpieza porque el azúcar hace todo lo contrario de sanar. Cuando consumes azúcar, ésta reacciona con las proteínas y grasas del organismo para formar compuestos destructivos llamados *productos finales de glicación avanzada* o AGE. Estas desagradables moléculas endurecen los tejidos e inflaman tu organismo. El exceso de AGE está relacionado con todo, desde la diabetes hasta la enfermedad de Alzheimer, y también envejecen prematuramente la piel, lo cual genera arrugas y manchas de la edad.

Además, el azúcar aumenta el riesgo de cáncer. Un estudio de 2016 en ratones, realizado por investigadores del MD Anderson Cancer Center, descubrió que las dietas altas en azúcar pueden aumentar significativamente el riesgo de desarrollar cáncer y metástasis.[13]

Y aquí hay otro hallazgo alarmante: una dieta alta en azúcar acorta los telómeros. Son los extremos finales de los cromosomas, algo así como los extremos de los cordones de los zapatos, y cuanto más cortos son, más rápido envejeces y más vulnerable eres a enfermedades como el cáncer. En un estudio de 2018, los científicos informaron que los niños que beben

---

13. Yan Jiang *et al.*, «A sucrose-Enriched Diet Promotes Tumorigenesis in Mammary Gland in Part Through the 12-Lipoxygenase Pathway» *Cancer Research*, enero de 2016, cancerres.aacrjournals.org/content/76/1/24

muchas bebidas azucaradas ¡tienen los telómeros más cortos que tus compañeros que no beben azúcar a la edad de tres años![14]

En un estudio de 2014 en adultos, investigadores de la Universidad de California, en San Francisco, determinaron que, basándose en la velocidad a la que los telómeros se acortan normalmente con la edad cronológica, el consumo diario de un refresco de ½ litro equivale a un promedio de 4,6 años de acortamiento de los telómeros, comparable a los efectos del tabaquismo.[15]

Claramente, una limpieza repleta de azúcar puede empeorar tu salud, no mejorarla. Y al final, puedes acumular kilos en lugar de quitarlos.

Por lo tanto, si has probado limpiezas con zumos en el pasado y te decepcionaron, quiero que entiendas que esta limpieza es diferente. Esta vez, en lugar de cargar tu cuerpo con azúcar, combinarás los fitonutrientes de las verduras con grasas saludables, la proteína limpia del colágeno y el caldo de huesos, y este triple aporte de nutrientes te levantará, no te hundirá.

MIS TRES OBJETIVOS DE LIMPIEZA

Cuando creé mi limpieza, establecí tres objetivos no negociables. Ahora es el momento de que logres dichos objetivos. Esto es lo que vas a hacer:

Descanso. Vas a permitir que tu organismo se tome un descanso del arduo trabajo de procesar los alimentos. Estas «vacaciones» permitirán que tu intestino permeable, y es prácticamente seguro que lo tienes (más adelante lo abordaremos), se selle y se cure.

Restauración. En este momento, tu organismo carece de muchos nutrientes que necesita para repararse. Cuando introduzcas todos esos nutrientes en tu matriz celular, le darás todos los recursos que necesita para deshacer el daño que te hace sentir viejo y enfermo.

---

14. J. M. Wojcicki *et al.*, «Increased Cellular Aging by 3 Years of Age in Latino, Preschool Children Who Contume More Sugar-Sweetened Beverages: a Pilot Study», *Childhood Obesity*, abril de 2018, 14(3): 149-57; ncbi.nlm.nih.gov/pubmed/29148828

15. J. Norris, «Sugared Soda Contumption, Cell Aging Associated in New Study», *UCSF News Center*, 16 de octubre de 2014; ucsf.edu/news/2014/10/119431/sugared-soda-contumption-cell-aging-associated-new-study

Revitalización. Si estás fatigado a todas horas, esta limpieza te revitalizará. Eso es porque la dieta será rica en alimentos que potencian las células y elimina los alimentos que las vuelven lentas.

Son grandes promesas, lo sé. Pero estoy totalmente segura de lo que hago porque sé que este plan funciona. Lo creé inicialmente para salvar mi propia vida, así que no estaba bromeando.

Sé que esta limpieza puede hacer por ti lo mismo que hizo por mí. En sólo unos días, puedes pasar de estar medio muerto a volver a la acción. Transformó mi vida y la transforma en mis pacientes. Ahora es el momento de que trabaje en tu favor.

CÓMO FUNCIONA MI LIMPIEZA

Puedo resumir esta limpieza en sólo seis palabras: *introducir nutrientes y expulsar toxinas.* Éstas son las cinco formas en las que lo haremos.

1. Colágeno hidrolizado

El colágeno es la proteína estructural que mantiene unido el cuerpo. (Piensa en ello como el pegamento de la madre naturaleza). Más del 30 % del organismo es colágeno, pero si tienes más de veinte años, estás perdiendo el 1 % de ese colágeno cada año. Ésta es una de las principales razones por las que se envejece, nos sentimos cansados y nos ralentizamos.

Cuando pierdes colágeno, la piel se debilita y comienza a arrugarse y a descolgarse. Los glúteos y los muslos desarrollan piel de naranja. El cabello se vuelve quebradizo y las uñas se rompen con facilidad. Mientras envejeces por fuera, estás envejeciendo por dentro porque las reservas internas de colágeno se están agotando. El intestino se inflama, los huesos se debilitan y las articulaciones duelen. Aumentas de peso y pierdes músculo.

Afortunadamente, hay una solución sencilla: recuperar ese colágeno. Lo conseguirás añadiendo colágeno en polvo a los batidos y zumos vegetales y bebiendo sopas a base de caldo de huesos (que es rico en los componentes básicos del colágeno).

Comencemos hablando del colágeno en polvo. El colágeno que pondrás en tus batidos y zumos vegetales es *colágeno hidrolizado,* también conocido como *péptidos de colágeno* o *hidrolizado de colágeno*. Durante el proceso de hidrolización, las moléculas grandes de colágeno se descomponen en unidades más pequeñas llamadas péptidos. Estos péptidos contienen altas concentraciones de los aminoácidos que forman el colágeno, de forma que el organismo lo pueda asimilar y utilizar fácilmente.

Esto es lo que hace este superalimento por ti:

Superpoder n.° 1: Acelera la pérdida de grasa y protege el músculo magro. Esto es fantástico. Si has hecho muchas dietas, sabrás que gran parte del peso que pierdes es masa muscular, no grasa abdominal. Por eso, en lugar de verte fuerte y firme tras la dieta, estás hecho polvo. Lo que necesitas es una fórmula mágica que aumente la pérdida de grasa mientras protege tu masa muscular, y eso es lo que ocurre con mi limpieza. Hay un aminoácido llamado *glicina* que el organismo obtiene del colágeno. Un estudio reciente demostró los efectos de la glicina para derretir la grasa y conservar la masa muscular. En él, los investigadores engordaron ratones y luego los pusieron a dieta para bajar de peso. Un grupo de ratones recibió glicina suplementaria, mientras que un grupo de control obtuvo un aminoácido diferente. Al final del estudio, los ratones tratados con glicina perdieron un 14 % más de grasa corporal y un 27 % menos de masa muscular que los ratones de control.[16]

Son números asombrosos y muestran por qué hacer dieta sólo con zumos no puede lograr los mismos resultados que mi limpieza. Recuerda: las limpiezas con zumos te hacen sentir flaco y débil, mientras que una limpieza rica en colágeno te hace sentir reconstruido.

Superpoder n.° 2: Hace que las células sean más sensibles a la insulina. Para perder kilos y sanar tu cuerpo, debes convencer a tus células de que les guste la insulina. Una vez más, buscarás colágeno rico en glicina. Y éste es el porqué.

La insulina transporta el azúcar a las células. Cuando las células son sensibles a la insulina, aceptan el azúcar y lo queman para conseguir energía. Sin embargo, si tu nivel de azúcar en sangre aumenta constantemente

---

16. M. K. Caldow *et al.,* «Glycine tupplementation During Calorie Restriction Accelerates Fat Loss and Protects Against Further Muscle Loss in Obese Mice», *Clinical Nutrition,* octubre de 2016, 35(5): 1118-26;ncbi.nlm.nih.gov/pubmed/26431812

–lo cual pasa cuando se comen muchos carbohidratos, incluso si se trata supuestamente de carbohidratos «saludables» como cereales integrales–, tus células se atiborran de azúcar. Cuando esto sucede, comienzan a rechazar la insulina y la constante carga de azúcar. (Esto se llama *resistencia a la insulina*). Dicho azúcar regresa al hígado, que lo convierte en grasa. Así que vas acumulando grasa abdominal porque estás almacenando esa energía en lugar de quemarla.

¿Cómo puedes reducir la resistencia a la insulina? Primero, reduce los carbohidratos (cosa que harás en esta limpieza) y luego, alimenta tu cuerpo con glicina.

En un experimento reciente, los investigadores alimentaron ratas con azúcar para hacerlas resistentes a la insulina. Darles glicina tras esta sobrecarga de azúcar aumentó tu sensibilidad a la insulina (así como también redujo sus niveles de estrés oxidativo o daño celular causado por moléculas destructivas).[17]

En otro estudio relacionado, los científicos administraron a personas sanas una dosis de glicina junto con una dosis de glucosa. La glicina redujo el aumento de glucosa en sangre de los participantes hasta *la mitad* del aumento observado cuando se consumía glucosa sola. Los niveles de insulina aumentaron sólo un poquito en el grupo de la glicina, lo que llevó a los científicos a especular que la glicina estimula la liberación de otra hormona que ayuda a que la insulina funcione mejor.[18]

Superpoder n.º 3: elimina toxinas del organismo. Debido a que ésta es una limpieza y no una desintoxicación severa, vas a eliminar *suavemente* las toxinas del sistema con nutrientes, y el colágeno será un gran actor en el equipo de limpieza. La prolina y la glicina del colágeno son potentes desintoxicantes por sí mismos. Además, la glicina es un componente básico del

---

17. M. El-Hafidi *et al.,* «Glycine Increases Intulin Sensitivity and Glutathione Biosynthesis and Protects Against Oxidative Stress in a Model of tucroseInduced Intulin Resistance», *Oxidative Medicine and Cellular Longevity,* 21 de febrero de 2018 (online); ncbi.nlm.nih.gov/pmc/articles/PMC5841105/

18. M. C. Gannon *et al.,* «The Metabolic Response to Ingested Glycine» *American Journal of Clinical Nutrition,* diciembre 2002, 76(6): 1302-07; ncbi.nlm.nih.gov/pubmed/12450897;véase también, Pamela Schoenfeld, *The Collagen Diet* (Berkeley, California: Ulysses Press, 2018)

glutatión, una molécula que se adhiere a las toxinas y las elimina del organismo a través de la orina o la bilis.

Recuerda lo que vas a hacer con esta limpieza: impulsar los nutrientes dentro y sacar las toxinas fuera. Y la glicina es la protagonista principal.

GLICINA: ¡ES ESENCIAL!

• •

Los médicos llaman a la glicina un aminoácido «no esencial» porque alguna vez creyeron que el organismo podía producirlo en abundancia por sí solo. Sin embargo, ahora sabemos que no es así. En realidad, a menos que seas muy joven, tengas una salud de hierro y sigas una dieta ideal, es muy probable que tengas deficiencia de glicina.[19] Ésa es la mayor razón para consumir glicina, y por eso –incluso tras tu limpieza– quiero que sigas tomando bebidas de colágeno ricas en glicina y caldo de huesos todos los días. ¡Te engancharás (en el buen sentido) cuando veas los cambios en tu cuerpo y tu piel!

Superpoder n.° 4: Reduce la inflamación y fortalece el intestino. La glicina en el colágeno es una maestra en la lucha contra la inflamación, y uno de los trabajos más importantes es prevenir o curar el daño en los intestinos.[20] Cuanto más saludable y menos inflamado esté tu intestino, más rápido sanará tu cuerpo. (Hablaré mucho más sobre esto en la siguiente sección).

---

19. E. Meléndez-Hevia *et al*, «A Weak Link in Metabolism: The Metabolic Capacity for Glycine Biosynthesis Does Not Satisfy the Need for Collagen Synthesis», *Journal of Biosciences*, diciembre de 2009, 34(6): 853-72; ias.ac.in/article/fulltext/jbsc/034/06/0853-0872

20. A. Howard *et al*, «Glycine Transporter GLYT1 Is Essential for Glycine Mediated Protection of Human Intestinal Epithelial Cells Against Oxidative Damage», *Journal of Physiology*, 2010, 588(6): 995-1009; ncbi.nlm.nih.gov/pmc/articles/PMC2849964/pdf/tjp0588-0995.pdf

Superpoder n.º 5: Embellece tu piel. Esta limpieza trata de hacerte más fuerte, más saludable y más activo y, como gran ventaja, también te hará más guapo. Eso es porque el colágeno reafirma y suaviza tu piel como un par de vaqueros ajustados, eliminando arrugas. Cuando se lo inyectes a tus células, los resultados te sorprenderán.

En un estudio doble ciego controlado con placebo,[21] las mujeres de entre 45 y 65 años recibieron un suplemento de péptidos de colágeno o un placebo durante ocho semanas. Los resultados fueron asombrosos. Al final del período de tratamiento, el grupo que tomó colágeno experimentó una reducción media del 20,1 % en las arrugas de los ojos en comparación con el grupo de placebo ¡y la reducción máxima observada fue del 49,9 %! Cuatro semanas después finalizar el tratamiento, el grupo de colágeno seguía mostrando una reducción media del 11,5 % en las arrugas.

Además, al finalizar el estudio, los investigadores detectaron un 65 % de aumento de procolágeno (un componente básico del colágeno) y un aumento del 18 % de la elastina, una proteína que hace que la piel «se recupere» cuando se estira. Éstos son resultados asombrosos, mejores que cualquiera que puedan lograr las cremas antiarrugas más caras del mercado.

2. Sopas a base de caldo de huesos

Ahora, hablemos de la otra fuente de aminoácidos de esta limpieza: el caldo de huesos, el alimento mágico que llamo «oro líquido». Todos los días, beberás sopa hecha con este fabuloso caldo.

Muchos de mis pacientes me llaman «la médica del caldo de huesos». Y lo admito: estoy obsesionada con el caldo de huesos. De hecho, fui una de los pioneros del movimiento moderno del caldo de huesos.

La gente decía dos cosas cuando empezó este movimiento. Lo primero fue «Puaj», porque no tenían idea de lo bueno que es el caldo de huesos, y lo segundo fue «Esto del caldo de huesos va a ser una moda pasajera». Pero sabía que iba a durar porque el caldo de huesos es *uno de los alimentos curativos más asombrosos del planeta*.

---

21. E. Proksch *et al.,* «Oral Intake of Specific Bioactive Collagen Peptides Reduces Skin Wrinkles and Increases Dermal Matrix Synthesis», *Skin Pharmacology and Physiology*, 2014, 27(3): 113-19; ncbi.nlm.nih.gov/pubmed/24401291

En todas las culturas tradicionales, en todo el mundo, las personas recurren al caldo de huesos cuando necesitan curarse y recuperarse. Cuando la sabiduría popular es tan universal, se puede asumir que hay una ciencia sólida detrás de ella. Y, de hecho, la investigación muestra que el caldo de huesos es una medicina seria, tan poderosa como creen los curanderos tradicionales.

Si no estás familiarizado con el caldo de huesos, te aviso que no se parece en nada al caldo de lata, ni siquiera al caldo normal hecho en casa. Está hecho de huesos que se cuecen a fuego lento durante horas y horas, extrayendo los nutrientes profundos de los huesos. Como es rico en glicina, brinda muchos de los beneficios que el colágeno, y hay más razones por las que este caldo es una medicina tan poderosa.

La gelatina del caldo de huesos sana el intestino

El caldo de huesos es rico en gelatina, que es básicamente colágeno cocido. Dicha gelatina reduce la inflamación del intestino, que es la clave para curarse. Éste es el porqué:

En la actualidad sabemos que la *inflamación crónica* es la principal causa de obesidad y enfermedades relacionadas con la edad. Además, sabemos que la inflamación del organismo comienza en el intestino. Éste es uno de los principios más importantes que debes comprender si quieres mantenerte sano y combatir el envejecimiento.

Lo primero que debes saber sobre la inflamación crónica es que es muy diferente de la *inflamación aguda*. Cuando te cortas en un dedo o coges la gripe, el sistema inmunitario se apresura a actuar para combatir los gérmenes. Eso bueno, pero es temporal.

La inflamación crónica, en cambio, es como un incendio forestal que nunca se apaga. Envenena tus células, te enferma y te hace engordar.

Ese incendio forestal interno comienza en el *microbioma* del intestino, un ecosistema que contiene millones de microbios. (Me gusta decir que somos una gran bolsa de bichos). Dichos microbios hacen de todo, desde digerir la comida hasta frenar el sistema inmunitario. Cuando están sanos, tú estás sano, y cuando no lo están, las cosas se ponen feas muy rápido.

Esto es lo que sucede:

- Los ataques ambientales, es decir, los factores relacionados con el medioambiente, como el estrés, el uso de antibióticos, las toxinas o una dieta deficiente, desequilibran las bacterias intestinales, permiten que los bichos malos se afiancen o que los bichos normalmente beneficiosos se multipliquen en exceso.
- Esta inflamación local daña la pared del intestino y hace que se abran pequeños orificios en él. (A esto lo llamamos *intestino permeable).*
- Las toxinas y las moléculas de los alimentos no digeridos escapan a través de esos agujeros hacia el torrente sanguíneo, donde el sistema inmunitario las etiqueta como enemigas y las ataca. Dicho asalto daña tus propias células en un caso de «fuego amigo».

Este ataque continuo conduce a la inflamación de todo el cuerpo, que te hace ganar peso a lo bestia. Además, la investigación lo relaciona con la diabetes tipo 2.[22]

Cuando bebes caldo de huesos, apagas ese fuego interno. La gelatina del caldo calma y cura el intestino, como si lo frotaras con aloe vera tras una quemadura solar. La pared intestinal se cura y se vuelve sólida como una roca. Las toxinas y los alimentos mal digeridos dejan de escapar, por lo que tu sistema inmunitario se detiene, la inflamación desaparece y los kilos de más desaparecen.

Para más información sobre cómo desarrollar un intestino estupendo, véase mi artículo sobre «Cómo mantener el intestino sano» en la página de Recursos de mi sitio web en drkellyann.com/cleansebook.

---

22. L. Genser *et al.,* «Increased Jejunal Permeability in Human Obesity Is Revealed by a Lipid Challenge and Is Linked to Inflammation and Type 2 Diabetes», *Journal of Pathology,* octubre de 2018, 246(2): 217-30; ncbi.nlm.nih.gov/pubmed/29984492

¿CÓMO ESTÁS DE INFLAMADO?

Es posible que experimentes muchos signos y síntomas de inflamación sin ni siquiera darte cuenta. Para tener una idea de lo inflamado está tu cuerpo, responde este breve cuestionario.

¿Tienes una gran cantidad de grasa abdominal?

¿Son tus niveles de azúcar en sangre más altos de lo que deberían?

¿Tienes problemas en las encías?

¿Tienes dolores y molestias en las articulaciones?

¿Sufres de «aturdimiento mental», ansiedad o depresión?

¿Tienes dolores de cabeza frecuentes?

¿Tienes problemas digestivos crónicos como hinchazón, estreñimiento o diarrea?

¿Te fatigas con frecuencia?

¿Tienes eccema o psoriasis?

¿Sufres de una enfermedad autoinmune?

Cuantas más respuestas afirmativas tengas, más probable será que la inflamación crónica tenga graves consecuencias en tu cuerpo y tu mente.

Los nutrientes del caldo de huesos sanan tus articulaciones

El caldo de huesos es rico en glucosamina y condroitina, que los médicos suelen recetar para aliviar el dolor articular. Un estudio encontró que estos dos nutrientes aliviaban el dolor causado por la osteoartritis tan eficazmente como el Celebrex.[23] Además, el caldo de huesos está lleno de ácido hialurónico, que ayuda a lubricar las articulaciones. Así que no me sorprende cuando los pacientes me llaman para decirme: «No puedo creerlo, Kellyann, ¡ya no me duelen las rodillas!».

La gelatina del caldo de huesos fortalece el cabello y las uñas

Tu abuela tenía razón cuando te decía que comieras gelatina, y la investigación científica la respalda. Un estudio con dos partes encontró que comer 14 gramos de gelatina al día aumentaba el diámetro del cabello en un promedio de 9,3 % en la primera parte del estudio y 11,3 % en la segunda parte. El 70 % de los participantes tenía el cabello más grueso al final del estudio, ¡y el mayor aumento observado fue un asombroso 45 %![24] De manera similar, los investigadores han sabido durante décadas que la gelatina puede fortalecer las uñas y mejorar el pelo.[25]

Finalmente, el caldo de huesos no es sólo una buena medicina…, está delicioso. Es rico y satisfactorio, alimenta el cuerpo con una nutrición profunda que mantiene a raya el hambre durante horas. Realmente es una comida metida en una taza y mis pacientes se *sorprenden* de cómo detiene los antojos en seco. Siguen bebiendo caldo mucho tiempo después la limpieza porque descubren que no hay mejor manera de reducir el hambre durante largos períodos que beber caldo de huesos.

23. M. C. Hochberg *et al.*, «Combined Chondroitin tulfate and Glucosamine for Painful Knee Osteoarthritis: a Multicentre, Randomised, Double-Blind, Non-Inferiority Trial Vertus Celecoxib», *Annals of the Rheumatic Diseases*, 2016, 75(1): 37-44; ard.bmj.com/content/75/1/37

24. J. Scala *et al.*, «Effect of Daily Gelatin Ingestion on Human Scalp Hair», *Nutrition Reports International*, enero de 1976, 13(6): 579-92; researchgate.net/publication/279548216_Effect_of_daily_gelatin_ingestion_on_human_scalp_hair

25. T. L. Tyson, «The Effect of Gelatin on Fragile Finger Nails», *Journal of Investigative Dermatology*, mayo de 1950, 14(5): 323-25; jidonline.org/article/S0022-202X(15)50492-2/abstract

¿LA SENSIBILIDAD A LA HISTAMINA TE SUPONE UN PROBLEMA?

El caldo de huesos y el colágeno son dos de los alimentos más saludables que puedes ingerir. Algunas personas, sin embargo, tienen una reacción adversa al caldo de huesos o a los suplementos que contienen colágeno. Estas personas experimentan síntomas como dolores de cabeza, trastornos digestivos, palpitaciones del corazón y enrojecimiento de la piel. Cuando esto sucede, un posible culpable es la intolerancia a la histamina, un problema que afecta aproximadamente al 1 % de la gente.

La histamina es un neurotransmisor que juega un papel importante en el correcto funcionamiento del sistema inmunitario, la digestión y el sistema nervioso. Muchos alimentos tienen un alto contenido en histamina, promueven su liberación o limitan tu degradación. Estos alimentos incluyen mariscos, nueces, chocolate, cítricos, tomates, té negro y verde, espinacas, alimentos fermentados, colágeno y caldo de huesos. Para la gran mayoría de la gente, la cantidad de histamina en un alimento no es un problema. Si tu sistema funciona bien, inactiva inmediatamente cualquier histamina que no necesite, utilizando dos enzimas llamadas DAO y HNMT, y fin de la historia.

En ocasiones, sin embargo, las cosas salen mal. Varios factores –desde mutaciones genéticas hasta afecciones médicas como la enfermedad de Crohn– pueden provocar niveles altos de histamina. En algunos casos, la única solución puede ser seguir una dieta de intolerancia a la histamina para siempre.

No obstante, y quiero enfatizarlo, *el problema más común en las personas con intolerancia a la histamina es un intestino enfermo y permeable.* En estos casos, la curación del intestino puede hacer que desaparezcan los problemas con la histamina.

Hay dos razones para ello. Primero, si tienes un intestino inflamado, la enzima DAO, que hace gran parte del trabajo dentro del intestino, no puede actuar bien. Como resultado, no descompondrá suficiente histamina. En segundo lugar, si tu intestino es permeable, las histaminas pueden escapar a través de la pared intestinal, desencadenando una reacción violenta del sistema inmunitario.

La solución es obvia: arregla tu intestino permeable y las enzimas DAO podrán controlar esas histaminas. Además, éstas dejarán de escapar al torrente sanguíneo y activar las alarmas del sistema inmunitario.

Ése es el *porqué* de esta estrategia de curación. Ahora, veamos cómo. Éste es el camino a seguir para desarrollar un intestino sólido como una roca si tienes problemas con la histamina:

▶ Elimina los cereales, el azúcar, la soja, los lácteos y los ingredientes artificiales de la dieta. Todos ellos dañan el intestino.

▶ Inicialmente, evita incluso los alimentos sanos con alto contenido en histaminas. (Es fácil encontrar listas de ellos *online*). Recuerda, sin embargo, que el contenido en histamina de un alimento puede variar según la edad y otros factores. Además, los expertos no siempre están de acuerdo en qué alimentos pertenecen a la lista de alto contenido en histamina, por lo que es posible que debas experimentar un poco.

▶ Consume yemas de huevo, carnes y aves frescas y magras. Si tienes sobras, congélalas inmediatamente. (El nivel de histamina en la carne aumenta con el tiempo).

▶ Come fruta fresca, verdura fresca y grasas saludables que no estén en la lista de alto contenido en histamina.

▶ En lugar de beber caldo de huesos, bebe caldo de carne (que se cuece en pocas horas). Contiene menos histaminas y aun así ayudará a sanar tu intestino. Cuando hagas el caldo, úsalo o congélalo rápidamente. También puedes sustituir el caldo de verduras (consulta mi opción vegetariana en la página 212).

▶ Toma suplementos con sensatez. Toma vitamina C, que ayuda a degradar la histamina; vitamina B6, que ayuda a las enzimas DAO a hacer tu trabajo; zinc, que es un poderoso nutriente antinflamatorio; y quercetina, que es un antihistamínico natural.

▶ Evita el alcohol.

▶ Haz ejercicio, duerme lo suficiente y alivia tu estrés con meditación, yoga, taichí o ejercicios de respiración.

Tras unos meses para dejar al intestino sanar, intenta introducir pequeñas cantidades de alimentos con alto contenido en histamina. Con suerte, descubrirás que te sientan bien. Y como resultado, podrás disfrutar de todos los beneficios del colágeno y el caldo de huesos que cura la piel y que derrite la grasa.

Mientras tanto, si quieres hacer una limpieza sin incluir caldo de huesos, colágeno o incluso caldo de carne, consulta mis modificaciones veganas en la página 84.

Seguro que te irán bien.

3. Verduras y frutas frescas

Cada día de esta limpieza vas a llenar tu cuerpo con una lluvia de verduras y frutas en sopas, batidos y zumos vegetales. Te cargarán con cientos de fitoquímicos que iluminarán tus ojos, desarrollarán una piel fuerte, mejorarán tus células y «sacarán la basura» eliminando las toxinas.

Las verduras y frutas que consumas en esta limpieza te llenarán de fibra para regular el tracto gastrointestinal, desterrando la hinchazón y eliminando el estreñimiento. También reducirán el nivel de azúcar en sangre porque la fibra aumenta el grosor del contenido intestinal, lo cual ralentiza la digestión de los carbohidratos y la absorción de glucosa. Además, dicha fibra hará muy felices a tus bichos intestinales porque pueden fermentar la fibra soluble para crear una cadena corta de ácidos grasos llamada *butirato*, que juega un papel clave en la curación del intestino permeable.

Como explica la investigadora Alanna Collen en su libro *10 % Human*, «Son nuestros microbios los que deciden cuánto aumentar el volumen de los aminoácidos que forman las cadenas de proteínas de la pared intestinal. El butirato es su mensajero. Cuanto más butirato pueden producir, más cadenas de proteínas producimos y más densa es la pared intestinal».[26]

Y crear un intestino sólido como una roca es uno de los efectos del butirato. También es antinflamatorio y ayuda a protegernos contra el cáncer de colon,[27] una enfermedad que afecta a 140 000 personas en Estados Unidos cada año. Además, el butirato aumenta la sensibilidad a la insulina y promueve la quema de grasa.[28]

Además, las frutas y verduras tienen beneficios que van más allá de la fibra. También te ayudarán a perder peso porque los nutrientes que contienen sacian el hambre y reducen los antojos. Aumentarán tus niveles de óxido nítrico, una molécula que relaja las arterias, reduce la presión arterial, desarrolla músculos e incluso mejora el sexo al ayudar con el rendimiento y el placer obtenidos. (Mira, te cubro las espaldas).

De hecho, cada fruta y verdura que ingieras en esta limpieza traerá un regalito bueno a la fiesta. Ya sabes que las frutas y las verduras son buenas para ti, bla, bla, bla, pero ¿sabías que también tienen superpoderes individuales que pueden ayudarte parecer biónico? ¡Es verdad! Aquí hay vemos unos ejemplos:

Remolachas. Estas preciosas verduras de raíz roja contienen *betalaínas,* que tienen propiedades antioxidantes y antinflamatorias. Las investigaciones demuestran que un tipo de betalaína, llamada *betanina*, inhibe el

26. Alanna Collen, *10% Human* (Nueva York, HarperCollins, 2015).

27. P. Gonçalves y F. Martel, «Butyrate and Colorectal Cancer: The Role of Butyrate Transport», *Current Drug Metabolism*, noviembre de 2013, 14(9): 994-1008; ncbi. nlm.nih.gov/pubmed/24160296

28. Z. Gao *et al.,* «Butyrate Improves Intulin Sensitivity and Increases Energy Expenditure in Mice», diabetes, julio de 2009, 58(7): 1509-17; diabetes.diabetes journals. org/content/58/7/1509.long

desarrollo del cáncer de pulmón[29] y también puede ayudar a combatir el cáncer de piel y de hígado.[30]

Apio. Probablemente ya hayas oído hablar mucho sobre el zumo de apio porque ha tenido mucha publicidad. Esta verdura es rica en *luteolina,* un fitoquímico con propiedades para combatir el cáncer.[31] También es una buena fuente de un compuesto antiinflamatorio llamado *butilftalida* y un potente combatiente del cáncer llamado *apigenina.*[32]

Frutas cítricas. Estas deliciosas frutas contienen un fitoquímico llamado *hesperidina,* que ayuda a que los vasos sanguíneos se mantengan sanos y a prevenir las venas varicosas.

Verduras crucíferas. Estas verduras son ricas en azufre, con unos compuestos llamados *glucosinolatos,* que se descomponen al masticarlos y digerirlos en compuestos biológicamente activos que pueden inhibir el cáncer de vejiga, mama, colon, hígado, pulmón y estómago.[33] Las verduras crucíferas incluyen rúcula, bok choy, brócoli, coles de Bruselas, repollo, coliflor, berza, rábano picante, col rizada, rábanos normales, hojas de nabo, berros y wasabi.

Pomelo. Esta fruta está cargada con un químico llamado *nutcatón,* que estimula el metabolismo y aumenta la quema de grasa. (Pero asegúrate de que, si estás tomando algún medicamento, puedas añadir pomelo o zumo de pomelo a tu dieta).

29. Q. Zhang *et al.,* «Beetroot Red (Betanin) Inhibits Vinyl Carbamate-and-Benzo(a) pyrene-Induced Lung Tumorigenesis Through Apoptosis», *Molecular Carcinogenesis,* 27 de marzo de 2012; onlinelibrary.wiley.com/doi/full/10.1002/mc.21907

30. G. J. Kapadia *et al.,* «Chemoprevention of DMBA-Induced UV-B Promoted, NOR-1-Induced TPA Promoted Skin Carcinogenesis, and DEN-Induced Phenobarbital Promoted Liver Tumors in Mice by Extract of Beetroot», *Pharmacological Research,* febrero de 2003, 47(2): 141-48; ncbi.nlm.nih.gov/pubmed/12543062

31. M. J. Turokey, «Molecular Targets of Luteolin in Cancer», *European Journal of Cancer Prevention,* 2 de diciembre de 2015; ncbi.nlm.nih.gov/pmc/articles/PMC4885545/

32. B. Sung *et al.,* «Role of Apigenin in Cancer Prevention via the Induction of Apoptosis and tutophagy», *Journal of Cancer Prevention,* diciembre de 2016, 21(4): 216-26; ncbi.nlm.nih.gov/pubmed/28053955

33. «Cruciferous Vegetables and Cancer Prevention», National Cancer Institute; cancer.gov/about-cancer/causes-prevention/risk/diet/cruciferous-vegetables-fact-sheet

Piña. Esta fruta alimenta el cuerpo con *bromelina,* que ayuda a disminuir la inflamación, protege contra los coágulos sanguíneos y combate el cáncer.

Frambuesas. Si bien muchas frutas y verduras contienen *ácido elágico,* fitoquímico que reduce el colesterol y previene el cáncer, las frambuesas tienen la mayor cantidad de todas.

Algas. Las verduras del mar son ricas en yodo, que es crucial cuando se trata de la función tiroidea. También son más densas en nutrientes que las verduras terrestres.

Estos superpoderes individuales ayudan a explicar por qué es importante para la salud comer una auténtica cornucopia de frutas y verduras. Mira estos hallazgos:

- Un estudio de casi 4000 hombres y mujeres encontró que dos factores –comer muchas verduras *y* comer mayor variedad de ellas– son beneficiosos de forma independiente para reducir el riesgo de diabetes tipo 2. Incluso cuando los investigadores controlaban la cantidad de productos que comían los participantes, cada aumento adicional de dos productos *distintos* a la semana, se asoció con una reducción del 8 % en la incidencia de diabetes tipo 2.[34]
- Un estudio de un grupo diferente de investigadores llegó a la misma conclusión cuando se trata de cáncer de pulmón: comer una mayor *variedad* de frutas y verduras reduce el riesgo, independientemente de la cantidad que se ingiera.[35]

Sé aventurero con las frutas y verduras para las sopas, batidos y zumos vegetales. Cuanta más variación, más superpoderes pondrás a trabajar para ti.

---

34. A. J. Cooper, «A Prospective Study of the Association Between Quantity and Variety of Fruit and Vegetable Intake and Incident Type 2 Diabetes», *Diabetes Care,* junio 2012, 35(6): 1293-1300; care.diabetesjournals.org/content/35/6/1293

35. F. L. Büchner *et al.,* «Variety in Fruit and Vegetable Contumption and the Risk of Lung Cancer in the European Prospective Investigation into Cancer and Nutrition», *Cancer Epidemiology, Biomarkers & Prevention,* septiembre de 2010, 19(9): 2278-86; ncbi.nlm.nih.gov/pubmed/20807832

UN APUNTE SOBRE LA FIBRA

En pocas palabras, la fibra es un carbohidrato que no se puede digerir, por lo que no aumenta el nivel de azúcar en la sangre. Hay dos tipos de fibra y ambos ayudan a aumentar los beneficios de la limpieza. Aquí están:

> **La fibra soluble,** que se disuelve en agua, ayuda a mantener el nivel de azúcar en sangre bajo y a optimizar el colesterol. Los alimentos ricos en fibra soluble incluyen manzanas, arándanos, frutas cítricas, coles de Bruselas, verduras de hoja verde y boniatos.
>
> **La fibra insoluble,** que no se disuelve en agua, combate la hinchazón y el estreñimiento. Los alimentos ricos en fibras insolubles incluyen zanahorias, pepinos y tomates.

4. Grasas saludables

Durante la limpieza, conseguirás una buena dosis de grasas saludables cada día. Tu cuerpo ansía estas grasas, las usa para producir hormonas, construir paredes celulares flexibles que suavizan las arrugas y aportar energía. También las necesitas para ser feliz y aclarar la mente, ¡el 60 % de tu cerebro está hecho de grasa!

Sé que los nutricionistas han asustado a la gente durante años con el rollo de «la grasa engorda», pero ahora sabemos que sólo es un mito. La verdad es que las grasas buenas queman grasas y hacen tu cuerpo más saludable al mismo tiempo. Si tienes fobia a las grasas y necesitas que te convenzan, esto es lo que la investigación dice:

- El estudio de Pérdida de peso de la A a la Z duró doce meses y en él participaron más de trescientas mujeres con sobrepeso. Se compararon cuatro dietas: Atkins (la más baja en carbohidratos y la más alta en grasas), Zone, Ornish y la dieta LEARN. Las mujeres que siguieron la dieta Atkins perdieron *el doble de peso* que las mujeres que siguieron las otras dietas, y también mejoraron el colesterol y la presión arterial.[36]

- Otro estudio comparó los efectos de la dieta paleo (que es rica en grasas y baja en carbohidratos) con una dieta estándar para diabéticos, baja en grasas en pacientes con diabetes tipo 2. Los investigadores encontraron que, en comparación con la dieta estándar para la diabetes, la dieta paleo dio como resultado niveles más bajos de HbA1c (una medida a largo plazo de los niveles de azúcar en sangre), de triglicéridos, niveles de presión arterial y niveles más altos de colesterol HDL («bueno»). Además, las personas que hicieron dieta alta en grasas y bajas en carbohidratos perdieron más peso que el grupo de dieta para diabéticos.[37]

- Cochrane, un grupo de investigación en salud muy respetado, revisó las dietas de bajo y alto índice glucémico. (Las dietas de bajo índice glucémico son ricas en grasas y bajas en carbohidratos, mientras que las dietas de alto índice glucémico son bajas en grasas y altas en carbohidratos). El grupo concluyó: «Las personas con sobrepeso u obesidad que siguen dietas de bajo índice glucémico perdieron más peso y tuvieron más mejoras en los perfiles de lípidos que aquellos que reciben dietas de comparación». Además, los investigadores encontraron que las personas con dietas de bajo índice glucémico lo hacían tan bien o mejor que las que seguían dietas de alto índice glucémico controladas en calorías, *incluso cuando las personas con dietas de bajo índice glucémico podían comer tanto como quisieran.*[38]

36. C. D. Gardner *et al.,* «Comparison of the Atkins, Zone, Ornish, and LEARN Diets for Change in Weight and Related Risk Factors Among Overweight Premenopausal Women: The A to Z Weight Loss Study: A Randomized Trial», *Journal of the American Medical Association,* marzo de 2007, 297(9): 969-77; jamanetwork.com/journals/jama/fullarticle/205916

37. T. Jönsson *et al.,* «Beneficial Effects of a Paleolithic Diet on Cardiovascular Risk Factors in Type 2 Diabetes: A Randomized Cross-Over Pilot Study», *Cardiovascular Diabetology,* 2009; ncbi.nlm.nih.gov/pubmed/?term=Beneficial+effects+of+a+Paleolithic+diet+on+cardiovascular+risk+factors+in+type+2+diabetes%3A+a+randomized+cross-over+pilot+study

38. «Low Glycaemic Index or Low Glycaemic Load Diets for Overweight and Obesity» Cochrane Collaboration, 2007;cochrane.org/CD005105/ENDOC_low-glycaemic-index-or-low-glycaemic-load-diets-for-overweight-and-obesity

En resumen, las grasas buenas como el aceite de oliva, los aguacates y el aceite de coco **son quemagrasas,** no impulsores de grasas. Consume las grasas adecuadas, en cantidades adecuadas, y **perderás peso,** no lo aumentarás. Además, como muestran los estudios, estas grasas son buenas para el colesterol, la presión arterial y el azúcar en sangre. Y te sacian, para que puedas estar largos períodos sin ningún antojo.

Por lo tanto, durante la limpieza (y después), toma grasas saludables sin temor.

Tu cuerpo te lo agradecerá.

5. Minicomidas compuestas de alimentos bajos en carbohidratos y un «empujón cetógeno» opcional

En esta limpieza, aunque en realidad no estarás en ayunas, limitarás tus ingestas a sopas, batidos y zumos vegetales pequeños y fáciles de digerir. Además, reducirás la ingesta de carbohidratos.

Como resultado, reducirás drásticamente los niveles de insulina, y eso hará que los kilos de más alrededor del abdomen desaparezcan rápidamente. Esa grasa es un caldero de brujas lleno de químicos tóxicos y hormonas que engordan, y derretirla hará que todo tu cuerpo no sólo sea más delgado sino también más sano y feliz.

Y si *realmente* quieres acelerar la quema de grasa, y no tienes problemas de corazón, tengo una ventaja opcional para ti: un poderoso impulso de prelimpieza de un día al que llamo Keto Push o «empujón cetógeno». Si eliges esta opción, pasarás el día anterior a la limpieza bebiendo nada más que agua o caldo de huesos (comentaré más sobre esto en seguida). Tras eso, pasarás directamente a la limpieza.

Si optas por el Keto Push, empezarás a quemar grasa desde el principio. Esto se debe a que cuando reduces los carbohidratos al mínimo, ayudas a impulsar el organismo hacia un estado llamado *cetosis,* en el que quemas grasa mediante los *cuerpos cetónicos,* en lugar de azúcar, para conseguir energía. Esto te convierte en una máquina de quemar grasa.

Pero recuerda: el Keto Push es *totalmente opcional* y conseguirás resultados asombrosos (incluida la pérdida de peso) con o sin él. Es una decisión totalmente personal, así que haz lo que quieras, ya sea la limpieza de cinco días sola o la limpieza de cinco días precedida por el Keto Push de un día.

UN APUNTE PARA LAS PERSONAS QUE HACEN DIETA CETOGÉNICA

Si actualmente estás siguiendo un plan cetógeno, puedes modificar fácilmente toda esta limpieza para que sea compatible con tu plan. Haz el Keto Push el primer día y luego, en los días siguientes, elimina la fruta y las verduras con almidón de los batidos, sopas y zumos vegetales. Encontrarás una lista de recetas cetogénicas en la página 67.

ENTONCES, ¿TE APUNTAS?

Ahora ya sabes lo que hará mi limpieza por ti. Va a resetearte, no a agotarte. Te dará energía, no te dejará tirado en la cama. Vas a dejar de estar enfermo, gordo y viejo, y saldrás de brillante y nuevo. Así que ¿estás listo? Más adelante te diré exactamente cómo funciona este plan, comenzando con la preparación para la limpieza en el capítulo 3.

PARTE 2

CÓMO HACER LA LIMPIEZA

Capítulo 3

Prepararse para la limpieza

Cuando estás dando un gran paso para mejorar tu vida, es bueno prepararse con anticipación, por eso quiero que pongas toda la carne en el asado para conseguir el éxito antes de empezar la limpieza.

En este capítulo, te diré cómo prepararte a ti mismo, tus amigos, familiares y tu cocina para ello. Esto es lo que quiero que hagas antes del primer día.

1. Elige una fecha. Elige un momento en el que tu horario sea lo más ligero posible. Cuantas menos obligaciones tengas, más fácil será ceñirte a la limpieza. En particular, trata de evitar los días en los que tengas eventos sociales que impliquen comida. (Quiero decir, ¿qué podría salir mal si no has comido ningún dulce en tres días y te encuentras cara a cara con un pastel de bodas de chocolate de cinco pisos? Ya me entiendes).

2. Piensa detenidamente por qué estás haciendo esto. Siempre empiezo cualquier proyecto importante con el objetivo final en mente, y por eso no quiero que te metas en esta limpieza por capricho. Quiero que comprendas por qué lo estás emprendiendo. Identificar tus objetivos te ayudará a mantenerte fuerte y evitará que busques una vía de escape.

Así que pregúntate: ¿estás enfermo y cansado de estar enfermo y harto ya de todo? ¿Estás agotado, triste o te sientes más viejo de lo que eres? ¿O sencillamente quieres mejorar tu estado general? No importa dónde te encuentres en esta escala, creo que te darás cuenta de que debes actuar.

Antes de empezar tu limpieza, quiero que anotes todas las razones por las que la estás haciendo. Pon la lista de razones en la nevera o en el espejo del baño, donde la verás todos los días durante la limpieza. Esto te inspirará para mantener el rumbo incluso si las cosas se ponen difíciles.

Como seres humanos, tendemos a hacer las cosas en dos pasos. Primero, imprimimos un deseo en nuestra mente. En segundo lugar, hacemos que ese deseo se materialice. Así que redobla cualquier meditación, afirmación, visualización, diario o lectura que te ayude a grabarte el deseo de cambiar de vida. Ésta es una forma poderosa de hacerlo realidad.

Además, únete a nuestro grupo privado de Facebook en facebook.com/groups/DrKellyannsCleanse. Conocerás una comunidad divertida y solidaria de personas que harán la limpieza contigo.

3. Consigue amigos y familiares a bordo. Dile a la gente que te apoya lo que estás haciendo y por qué. Explica que necesitas curarte a ti mismo y que para hacerlo debes seguir el plan de limpieza.

Esto es lo que me gusta decir:

«Estoy haciendo una limpieza de cinco días porque no estoy donde quiero estar, y sé que si no hago nada, no va a mejorar, sólo voy a empeorar. Estoy seguro de lo que hago. Gracias de antemano por estar conmigo y por no tentarme con alimentos que no están en el plan».

Si tienes suerte, tus amigos y familiares se quedarán tan impresionados con tu plan que algunos decidirán hacer la limpieza contigo. Como mínimo, sabrán que no deben tentarte con alimentos durante tu limpieza.

Si te encuentras con gente que no te apoya, mantén el rumbo, porque todo se trata de confianza. Si te atacan como una manada de hienas en *El rey león,* no los dejes entrar, porque se trata de ti y aquí lo importante eres tú.

4. Limpia tu cocina. De los alimentos «inadecuados» para la limpieza, es decir, cualquier alimento que no esté en las listas del «sí», en las páginas 70 a 72; no pueden tentarte si no están en casa. Por lo tanto, desecha los alimentos que quieres evitar, dónalos a un banco de alimentos o pídele a un amigo o vecino que los conserve hasta que termines la limpieza.

Esto también se aplica al alcohol. Tras más de veinte años de práctica, sé que para mucha gente lo más difícil es despedirse del alcohol durante unos días. (Cinco minutos en consulta para que cada paciente diga: «No me digas que no puedo tomar ni una triste cervecita»). En casos como éste, tienes que doblar tu resolución. Entrena tu mente para abrir esa pantalla de televisión que muestra tu visión para tu futuro.

Si no puedes deshacerte de los alimentos «no» porque en tu casa hay gente que sí los va a tomar, al menos quítalos de la vista (ojos que no ven, corazón que no siente). Luego, dedica una parte específica de la nevera a tu comida.

Además, si eres el cocinero de la familia, considera preparar comidas para la familia con anticipación y congelarla. De esa manera, no tendrás la tentación de probar los guisos durante la limpieza. Pídele a otra persona que se encargue de servir y limpiar la cocina en tus días de limpieza.

Para conseguir una lista imprimible de alimentos «no» que debes eliminar, visita la página de Recursos en mi sitio web en drkellyann.com/cleansebook.

5. Programa un día para la compra y para preparar por lotes. Décadas guiando limpiezas me sirven para saber que la clave más importante para el éxito es la *preparación*. Cuando tus comidas están al alcance del mano y listas para consumir cada día, no tendrás la tentación de ceder y picar del menú de los demás cuando estés cansado y no quieras comer de lo tuyo.

Por eso he planeado esta limpieza, para que puedas hacer las compras en un sólo viaje a la tienda y luego preparar todas las comidas en una o dos sesiones fáciles de cocina. En el capítulo 4, justo después de la limpieza, te diré qué comprar y cómo preparar las comidas con anticipación. Así, una vez que hayas elegido la fecha en la que empezarás tu limpieza, programa una fecha de compra y preparación justo antes del Día 1.

Por cierto, la preparación por lotes será tu salvación incluso después de la limpieza, porque hace que comer alimentos frescos y saludables sea mucho más fácil. Es uno de los mejores trucos que conozco para romper el hábito de la comida rápida.

6. Asegúrate de tener una fuente de agua limpia. Cuando estás limpiando tu cuerpo, no sólo quieres darle comida limpia, también quieres darle agua limpia. Y créeme: el agua que sale del grifo no es limpia. (Hablaré más sobre esto en el capítulo 6.) Así, si actualmente no tienes un sistema de filtración de agua en tu casa, compra una jarra de filtración de agua como mínimo. Si tienes unos euros más disponibles, compra una botella infusora de agua para hacer agua desintoxicante. No es necesario, pero es divertido y práctico.

7. Decide cómo prepararás o comprarás tus batidos. Hay dos opciones entre las que puedes elegir cuando se trata de batidos, así que elige uno de estos enfoques:

- Compra una batidora para que puedas hacer tus propios batidos. Esto es, de lejos, tu mejor opción. Si una buena batidora no está en tu presupuesto, pide una prestada a un amigo.
- Compra batidos en el súper si es necesario, ¡pero ten mucho mucho cuidado! La mayoría de los batidos a la venta tienen un contenido altísimo de azúcar, así que lee con cuidado las etiquetas. Si vas a ir a algún sitio a que te los hagan, diles: «Esto es EXACTAMENTE lo que quiero en mi bebida» y dales tu lista de ingredientes.

Además, asegúrate de que estén usando agua como base, no zumo de zanahoria, remolacha o manzana. En cuanto a los batidos de supermercado, olvídalos: casi todos son puro azúcar.

8. Prepara suavemente tu cuerpo. Los dos o tres días antes de comenzar la limpieza, bebe mucha agua para hidratarte, ir eliminando alimentos pesados y carbohidratos y centra tus comidas en proteínas magras, verduras de hoja verde y grasas saludables. Esto permitirá que tu cuerpo pase fácilmente a la limpieza.

9. Debes saber qué esperar día a día. Porque he guiado a muchos en sus limpiezas, tengo una buena idea de lo que vas a experimentar cada día. Si bien tus resultados pueden variar un poco, esto es lo que predigo si estás haciendo los cinco días pero no has hecho el Keto Push o si permaneces en un plan cetógeno durante toda la limpieza (de lo que hablaré a continuación):

Día 1: Éste es tu momento de regocijo y emoción. Todavía tienes mucha energía y estás listo para el ataque.

Día 2: En este punto, estás tratando de bajar el ritmo mientras te adaptas a una forma diferente de comer.

Día 3: ¡Ya lo has pillado! Estás notando cambios digestivos para mejor y tu hinchazón está desapareciendo.

Día 4: Si estás limitando las verduras y frutas con almidón, puedes sentir «la gripe de los carbohidratos» (sobre esto hablaremos más adelante, consulta la página 56). De lo contrario, te sentirás lleno de energía. También estás notando que la gente ve un cambio en ti y sientes que tu interior está más limpio.

Día 5: Te encanta estar absolutamente limpio e incluso puedes pensar «*¿Ya está?*».

Si haces el Keto Push y luego sigues la limpieza estándar, apuesto a que llegarás a la etapa de limpieza «impecable» incluso más rápido. (¡Sí!). Eso es porque ya tendrás un plus cuando empieces la limpieza. Pero es posible que necesites un poco más de fuerza de voluntad hacia el final por ese día adicional cetogénico. Y puedes verte tentado por «el demonio del azúcar» durante tu Keto Push (*véase* la página 63), ¡pero mantente fuerte!

Si haces una versión cetogénica en *toda* la limpieza, en la que mantienes el recuento de carbohidratos muy bajo, querrás estar preparado para algunos desafíos adicionales que puedas encontrar. Eso se debe a que estás empujando a tu cuerpo a que use la grasa almacenada como energía durante toda la limpieza. En este caso, es posible que recibas una visita más prolongada del demonio del azúcar (*véase* la página 58) y la gripe de los carbohidratos (*véase* la página 56) también puede atacar. Pero recuerda que estás creando un sistema de quema de grasas supereficiente, por lo que al final conseguirás una gran recompensa, especialmente si eres una de esas personas con grasa abdominal obstinada y resistente.

¿TE SIENTES COMO UN GLOBO?

· ·

Durante la limpieza, puedes experimentar un poco de hinchazón temporal a medida que cambia el ecosistema del intestino para mejorar. Si es así, añade estos alimentos a tus batidos, zumos vegetales y sopas:

Espárragos	Alimentos fermentados
Aguacate	(chucrut, kimchi)
Pimienta de cayena	Jengibre
Apio	Té verde
Pepinos	Limón

10. ¡Cuidado con estos dos desafíos! Está bien, no voy a asustarte más. Pero voy a advertirte sobre dos pequeños antagonistas que pueden aparecer en esta historia. Yo los llamo «gripe de los carbohidratos» y «el demonio del azúcar». La buena noticia es que si estás listo para enfrentarte a ellos, no te ralentizarán en absoluto. Esto es lo que debes hacer si atacan.

LA GRIPE DE LOS CARBOHIDRATOS

Ésta es una limpieza muy flexible y es cosa tuya la cantidad de frutas y verduras con almidón que incluyas (si así lo quieres). Si las incluyes en la mayoría o en todos tus batidos, zumos y sopas, que es lo que harás si sigues mis recetas, puedes omitir esta sección.

Si no es así, sigue leyendo.

Si decides seguir la versión ceto de esta limpieza y minimizar o eliminar las frutas y las verduras con almidón (una buena opción si perder peso es un gran objetivo para ti), cambiarás el interruptor de quema de grasa de «apagado» a «encendido». Cuando reduces los carbohidratos, las células empezarán a quemar grasa en lugar de azúcar como combustible, lo que derretirá rápidamente kilos de grasa visceral, la más peligrosa.

Esto es algo bueno, y si tienes suerte, lo superarás sin esfuerzo. Sin embargo, existe la posibilidad de que experimentes síntomas temporales a los que me refiero con cariño como «gripe de los carbohidratos». Lo bueno es que esta etapa repulsiva desaparece rápidamente y, si estás listo para ello, la atravesarás como una brisa.

He aquí por qué llega la gripe de los carbohidratos. En este momento, si estás siguiendo una dieta rica en carbohidratos, tus células están en modo «fácil». Estás atiborrándote constantemente de azúcar y tu organismo no tiene que trabajar duro para conseguir el combustible que necesita.

Quemar grasa es más difícil y, al principio, a tus células no les gustará nada que les quites la gasolina gratis. Como resultado, en algún momento entre los días 3 y 5, puedes sentirte cansado, malhumorado, abatido y asqueado. No es divertido, pero en realidad es una señal positiva porque te informa de que estás cambiando al modo de quema rápida de grasa.

A continuación, se muestran algunos de los síntomas que puedes experimentar cuando la gripe de los carbohidratos ataca:

- Puedes sentirte cansado. Es perfectamente normal quedarse sin energía en los días de gripe de los carbohidratos. Si puedes, mantén tu agenda desocupada, duerme todo lo que puedas y vete a la cama temprano. Un poco de café puede ayudarte, pero limítate a unas pocas tazas o será peor.
- Es posible que te sientas «como si tuvieras la gripe». Puedes encontrarte mal y sufrir cierta confusión mental, puede que te moquee la nariz. Pero no estás realmente enfermo, es sólo una puesta a punto temporal del sistema.
- Puedes ponerte de mal humor. Tu cerebro no está satisfecho en este momento porque está acostumbrado a una gran cantidad de azúcar y carbohidratos. Este mal humor, por cierto, está relacionado con los cambios en los niveles de azúcar en sangre. A medida que continúes comiendo alimentos reales, controlarás tu nivel de azúcar en la sangre y te sentirás alegre nuevamente.
- Puedes sentirte «asqueroso». En este momento pueden aparecer alteraciones digestivas, náuseas, alergias e incluso brotes de acné. Recuerda que se trata de tu cuerpo eliminando toxinas y curándose a sí mismo. Al final, serás recompensado con una energía increíble, una piel clara, un cabello brillante, una cintura más estrecha y una salud radiante.

La clave para superar la gripe de los carbohidratos es saber por qué está sucediendo y comprender que es temporal. Una vez que la hayas superado, tu cuerpo quemará grasa sin esfuerzo y te sentirás renovado y revitalizado. Mientras tanto, vamos a ver algunas estrategias que pueden hacer que la gripe de los carbohidratos sea más fácil de llevar:

- Lleva un diario. Esto te ayudará a detectar los signos de la gripe de los carbohidratos y reconocerla por lo que es realmente, sin asustarte.
- Haz un poco de ejercicio ligero, por ejemplo, sal a caminar.
- Haz la limpieza con un amigo si puedes. De esa manera, os apoyaréis moralmente si la gripe de los carbohidratos ataca.

EL DEMONIO DEL AZÚCAR

El demonio del azúcar y tú… ¿Ya os han presentado?

Si eres un fan del azúcar, sabes de lo que estoy hablando y no te mentiré: limitar el azúcar durante cinco días te sentará fatal si estás acostumbrado a un flujo constante de dulces y refrescos. Eso es porque estás programado genéticamente para necesitar azúcar.

Verás, cuando vivíamos en las cavernas, comer dulce era supervivencia pura. El azúcar escasea en la naturaleza. Lo dulce proporcionaba energía a gente que quemaba muchísimo combustible para la caza y la recolección, y el azúcar venía dentro de alimentos sanos como bayas, frutas y miel.

En otras palabras, el azúcar era maravilloso para el ser humano prehistórico. Y la Madre Naturaleza nos programó para desearlo y buscarlo.

Ahora, sin embargo, el azúcar está en todas partes, está envasado en todo tipo de comida basura, en todo lo que engorda y enferma. Peor aún, los fabricantes atiborran sus productos con toneladas de sirope de maíz de alto contenido en fructosa, lo que es aún peor para nosotros.

Aunque sabemos que estos alimentos son malos para nosotros, los ansiamos. De hecho, la palabra *antojo* es demasiado suave para describir el ansia que sentimos porque hay investigaciones que demuestran que muchos de nosotros somos verdaderamente adictos al azúcar. En un estudio revelador de 2018, los investigadores pidieron a adolescentes consumidores habituales de refrescos que se abstuvieran de beber bebidas azucaradas durante tres días. Los participantes informaron tener síndrome de abstinencia, el cual incluía nerviosismo, dolores de cabeza, malestar, disminución de la concentración y disminución de la motivación para trabajar.[1] En un estudio anterior, a unas ratas que se les permitió elegir entre cocaína y Oreos, fueron a por las Oreos con tanta frecuencia como a por la cocaína.[2]

---

1. K. Nikos-Rose, «Sugar-Sweetened Beverages Are Harmful to Health and Mayo Be Addictive, Researchers Suggest», *medicalxpress*, 20 de noviembre de 2018; medicalxpress.com/news/2018-11-sugar-sweetened-beverages-health-addictive.html
2. A. G. Walton, «Why Oreos Are as Addictive as Cocaine to Your Brain», *Forbes*, 16 de octubre de 2013; forbes.com/sites/alicegwalton/2013/10/16/why-your-brain-treats-oreos-like-a-rug/#52b22b35ab00

Claramente, el azúcar puede hundir sus garras profundamente en ti. Así las cosas, ¿cómo romper con del demonio del azúcar? Si bien es difícil al principio, la mejor solución es dejarlo de lado y eliminarlo completamente de la dieta. De hecho, si me pides que te diga qué es lo más importante que puedes hacer –sólo una cosa que sea lo mejor para tu salud y para protegerte contra el envejecimiento–, te diré que renuncies a cualquier forma de azúcar. Y lo creas o no, cuando lo hagas dejarás de ansiar dulces.

En este momento, sin embargo, sólo te pido que te limites a las sugerencias sanas de frutas y verduras con almidón durante unos días y elimines el resto. (Puedes hacerlo, ¿verdad?). Por supuesto, si estás haciendo la forma cetogénica de la limpieza y eliminas incluso estos alimentos saludables, tendrás un desafío mayor. Pero recuerda que también estás obteniendo una recompensa mayor: esa grasa abdominal extra que estarás destruyendo.

Para ayudarte a resistir el canto de sirena de las galletas, los bizcochos y los refrescos, recuerda que el antojo promedio dura sólo tres minutos. Distráete jugando con el móvil, dando un paseo o llamando a un amigo, y antes de que te des cuenta, el antojo será historia. Finalmente, recuerda lo que dije antes: cuando te comprometas con un proyecto que te cambia la vida, piensa siempre en el final. Piensa en cómo llegaste a donde estás ahora y adónde quieres ir. Piensa en lo feliz, delgado, fantástico y rejuvenecido que estarás al final de la limpieza. Eso es más dulce que una galleta, ¿no?

¿ERES GOLOSO?
¡PRUEBA LA FRUTA DEL MONJE!

En esta limpieza, puedes añadir stevia o fruta de monje (también llamada fruta de Buda) a tus batidos y zumos vegetales si quieres. Lo más probable es que ya hayas probado la stevia, porque lleva mucho tiempo en el mercado y no gusta a mucha gente. Pero, ¿la fruta de monje es nueva para ti?

Si es así, ésta es su historia. La fruta del monje es una fruta china conocida como *luo han guo*. Se parece un poco a un limón verde, pero esconde un dulce secreto: su pulpa es 300 veces más dulce que el azúcar. Cuando se convierte en un edulcorante líquido o en polvo, consigues una gran explosión de dulzor por casi cero calorías.

La fruta del monje se ha utilizado como edulcorante y medicina herbal durante siglos en los países asiáticos, y ahora está ganando popularidad en Occidente. Es una buena tendencia porque la fruta del monje tiene algunos beneficios asombrosos para la salud. Contiene antioxidantes llamados mogrósidos, que tienen un poderoso impacto y te ayudan a protegerte contra todo, desde el cáncer hasta la diabetes y sus complicaciones. Aquí hay una muestra de las investigaciones:

> ► Un estudio informó que un extracto de mogrósidos redujo los niveles de azúcar en sangre, el estrés oxidativo y los niveles de lípidos en ratones diabéticos, lo que sugiere que podría ayudar a prevenir complicaciones diabéticas en humanos.[3]

> ► Los mogrósidos pueden ayudarte a adelgazar. Tanto un estudio de 2018[4] como otro de 2012[5] encontraron que protegían contra la obesidad a ratones que consumían una dieta poco sana.

---

3. Q. Xiang-Yang *et al.*, «Mogrósidos Extract from *Siraitia Grosvenori* Scavenges Free Radicals in Vitro and Lowers Oxidative Stress, Serum Glucose, and Lipid Levels in Alloxan-Induced Diabetic Mice», *Nutrition Research,* abril de 2008, 28(4): 278-84; sciencedirect.com/science/article/pii/S0271531708000365

4. X. Zhang *et al.*, «Effects of Mogrosides on High-Fat-Diet-Induced Obesity and Nonalcoholic Fatty Liver Disease in Mice», *Molecules,* 2018, 23(8); mdpi.com/1420-3049/23/8/1894

5. B. Sun *et al.*, «Anti-Obesity Effects of Mogrosides Extracted from the Fruits of *Siraitia Grosvenorii* (Cucurbitaceae)», *African Journal of Pharmacy and Pharmacology,* mayo de 2012, 6(20): 1492-1501; academicjournals.org/journal/AJPP/article-abstract/088D6DA28337

▶ Un estudio de ratones con diabetes gestacional, un tipo de diabetes que se desarrolla durante el embarazo, descubrió que administrarles un tipo de mogrósidos que se encuentra en la fruta del monje mejoraba el metabolismo de la glucosa, redujo la resistencia a la insulina y condujo a una descendencia más saludable.[6]

▶ Un estudio publicado en 2016 encontró que un tipo de mogrósidos, el mogrósido V, suprimía el crecimiento de tumores en el cáncer de páncreas.[7] Otra investigación muestra que los mogrósidos pueden ayudar a combatir el cáncer colorrectal y de garganta.[8]

Y a diferencia de los edulcorantes artificiales, la fruta del monje no tiene efectos secundarios adversos conocidos. De hecho, las investigaciones indican que, incluso en dosis muy altas, es seguro.[9]

En resumen, la fruta del monje parece estar al alza y sin inconvenientes, por lo que si el demonio del azúcar te está martirizando y realmente ansías algo dulce, te recomiendo que la pruebes.

6. C. Zou *et al.*, «Mogroside IIIE Attenuates Gestational Diabetes Mellitus Through Activating of AMPK Signaling Pathway in Mice», *Journal of Pharmacological Sciences*, noviembre de 2018, 138(3): 161-66; sciencedirect.com/science/article/pii/S1347861318301798?via%3Dihub

7. C. Liu *et al.*, «A Natural Food Sweetener with Anti-Pancreatic Cancer Properties», *Oncogenesis*, abril de 2016, 5(4): e217; ncbi.nlm.nih.gov/pmc/articles/PMC4848839/

8. C. Liu *et al.*, «Antiproliferative Activity of Triterpene Glycoside Nutrient from Monk Fruit in Colorectal Cancer and Throat Cancer», *Nutrients*, 2016, 8(6): 360; mdpi.com/2072-6643/8/6/360/htm

9. A. Li-ping, «Acute Toxicity and Mutagenicity of *Siraitia Grosvenorii* Extract in Mice», *Journal of Anhui Agricultural Sciences*, 2014; en.cnki.com.cn/Article_en/CJFDTotal-AHNY201403050.htm

¡LISTOS PARA EMPEZAR!

En este punto, estás completamente encaminado hacia el éxito. Estás preparado tanto física como emocionalmente para este gran momento de tu vida. Tienes las metas firmemente establecidas, tienes a tus amigos y familiares a bordo y sabes cómo evitar que la gripe de los carbohidratos y el demonio del azúcar saboteen tu plan.

No hay nada que te detenga ya… ¡Así que es hora de empezar la limpieza!

Capítulo 4

Hacer la limpieza

Sé que estás contento por invertir tiempo y esfuerzo en ti mismo y hacer esta limpieza. De lo que me he dado cuenta, y tal vez tú también lo hayas hecho, es de que *la salud y la belleza son realmente el nuevo lujo.*

¡Vamos a buscarlos!

En este capítulo te proporcionaré todos los detalles sobre la limpieza, incluido cómo comprar y prepararse con anticipación. Una vez que estés al día, estarás completamente preparado para ponerte manos a la obra.

El «Keto Push» de un día (opcional)

Recordatorio: ¡Esto NO forma parte de la limpieza de cinco días! Piensa en ello como una operación previa al Día Cero. Si prefieres no hacerlo, omite esta sección y pasa a la siguiente. Depende totalmente de ti.

Si optas por hacer el Keto Push, quiero que pases veinticuatro horas bebiendo agua o caldo de huesos. Nada más. (También puedes tomar café o té sin azúcar, sin leche ni edulcorantes artificiales). Esto empujará tu cuerpo a quemar grasa rápidamente, especialmente alrededor del abdomen. Como resultado, llevarás ventaja antes de empezar la limpieza.

El plan de limpieza, paso a paso

Si te saltas el Keto Push, empezarás por aquí. Si no, esto es lo que harás *tras* el Keto Push de un día.

Nota: Si quieres permanecer en cetosis durante toda la limpieza, consulta en las páginas 66 y 67 instrucciones y recetas.

Te va a encantar lo fácil que es esta limpieza, especialmente si tienes los batidos y comidas preparados desde el primer momento (*véase* página 67).

Es tan simple como calentar el caldo y presionar los botones de la batidora. (Ah, y cortar un limón todos los días). Nunca te pediría que hicieras algo que yo no haría, así que puedes confiar en que será indoloro.

Durante los próximos cinco días, cargarás tu organismo con nutrientes y lo limpiarás de toxinas alternando zumos vegetales, batidos de colágeno y sopas nutritivas. Esto es lo que harás todos los días:

1. Empieza la mañana con agua con limón refrescante. Cada mañana, quiero que te bebas un vaso de agua con limón, frío o caliente, añadiendo algunas hierbas frescas como albahaca o menta. Esto te dará una buena dosis de vitamina C, nutriente crucial para desarrollar ese colágeno reafirmante de la piel y cicatrizante intestinal. Además, esas hierbas son bombas de nutrientes curativos; hablaré de esto en un momento *(véase* página 76).

Para hacer agua con limón, mezcla las hierbas primero con un mortero, y luego añade el agua y el zumo de medio limón.

Ah, y también puedes tomarte un café por la mañana (y a cualquier hora que quieras). Quiero que lo sepas de antemano porque, de lo contrario, sería una limpieza relámpago y cerrarías el libro ahora mismo.

2. Toma un zumo vegetal para el desayuno. Tu primera comida del día será un zumo vegetal cargado con lo que yo llamo nutrientes de «alta vibración» para hacer brillar tu matriz celular. Esto te dará una gran explosión de energía.

Cada uno de tus batidos contendrá:

1. Una o dos cucharadas de colágeno o proteína en polvo de caldo de huesos
2. Una grasa saludable de la lista de la página 72
3. Una fruta o verdura con almidón, de la lista de las páginas 70 y 71 (a menos que estés haciendo la versión ceto)
4. Dos puñados de verduras sin almidón
5. Stevia o fruta de Buda si quieres
6. Hierbas y especias si quieres

En el capítulo 7, encontrarás muchas recetas de deliciosos zumos vegetales con tus ingredientes favoritos.

Nota: Éste es un buen momento para tomar un suplemento multivitamínico y multimineral (si es que estás tomando alguno, si no, consulta mi nota en la página 26 sobre alimentos que querrás añadir a la limpieza). Sin embargo, puedes tomarlo con cualquier comida.

3. Toma un batido de colágeno para el almuerzo. Conseguirás otra fuerte dosis de colágeno. Cada uno de tus batidos contendrá:

1. Una o dos cucharadas de colágeno o proteína en polvo de caldo de huesos
2. Una taza de leche de almendras o de coco sin azúcar (no enlatada) o agua
3. Una grasa saludable de la lista de la página 72
4. Una ración de frutas o verduras con almidón, si quieres (a menos que estés haciendo la versión ceto)
5. Dos puñados de verduras de hoja verde (opcional)
6. Stevia o fruta de monje si quieres
7. Hierbas y especias si quieres

En el capítulo 8, encontrarás recetas de batidos que incluyen todos los sabores, desde piña colada hasta chocolate, frambuesa y melocotón. ¿Quién dice que una limpieza no puedes ser deliciosa? Si te entra un arrebato creativo, puedes improvisar tus propias recetas, pero asegúrate de seguir las pautas anteriores.

4. Tómate otro batido vegetal a media tarde. Ahora es hora de recargar el cuerpo con estos fabulosos nutrientes vegetales, junto con otra ración de colágeno. Sigue las mismas pautas de la mañana, elaborando el batido con estos ingredientes:

1. Una o dos cucharadas de colágeno o proteína en polvo de caldo de huesos
2. Una grasa saludable de la lista de la página 72
3. Una fruta o verdura con almidón de la lista de las páginas 70 y 71 (a menos que estés haciendo la versión ceto)

4. Dos puñados de verduras sin almidón

5. Stevia o fruta de monje si quieres

6. Hierbas y especias si quieres

5. Ten preparada una deliciosa sopa de carga de caldo para la cena. Al final del día, te relajarás con una sopa calentita y saciante, cargada con más verduras limpiadoras y revitalizantes. Tu sopa contendrá:

1. Una o dos tazas de caldo

2. Una ración de una grasa saludable, como aguacate o leche de coco entera

3. Muchas verduras sin almidón (¡a manos llenas!)

4. Una ración (opcional) de una verdura con almidón (a menos que estés haciendo la versión ceto)

5. Hierbas y especias; si quieres encontrarás muchas recetas de sopas absolutamente deliciosas en el capítulo 9, y puedes improvisar las tuyas propias también. Todo lo que tienes que hacer es consultar la lista de ingredientes anterior.

6. En cualquier momento que quieras, puedes tener darte estos «regalos». El café y el té sin azúcar están en la lista ilimitada. También puedes mantener tu cuerpo tranquilo con agua detox limpia y fría (encontrarás recetas divertidas en el capítulo 10).

¿HACIENDO LA VERSIÓN CETO PARA TODA LA LIMPIEZA?

Tras el «Keto Push», puedes optar por seguir una versión ceto para la limpieza completa. Si lo haces, elimina las frutas (a excepción de pequeñas cantidades de bayas o pomelos) y limítate a las verduras sin almidón. Aquí hay una lista de las recetas, presentes en este libro, aptas para ceto.

Zumos vegetales

- ▶ Zumo vegetal de limón con jengibre (página 169)
- ▶ Zumo vegetal fiesta mexicana (página 170)
- ▶ Zumo vegetal mediterráneo (página 173)
- ▶ Zumo vegetal de ensalada (página 174)

Batidos

- ▶ Batido cremoso de limón (página 193)
- ▶ Batido de chocolate con frambuesas (página 197)
- ▶ Otras recetas de batidos, si eliminas la fruta y las verduras con almidón

Sopas de carga de caldo

- ▶ Sopa cremosa de espárragos (página 218)
- ▶ Sopa de coliflor asada al curry (página 221)
- ▶ Sopa tailandesa de curry rojo (página 227)
- ▶ Tom Kha Gai (sopa de pollo y coco) (página 229)
- ▶ Sopa fría de pepino (página 232)
- ▶ Sopa cremosa de brócoli (página 233)
- ▶ Sopa de berros (página 234)
- ▶ Vichyssoise de coliflor (página 235)

Cómo comprar y prepararse para la limpieza

Cuando haces la compra y la preparas por lotes, antes de empezar la limpieza, la hora de comer es muy fácil. Tendrás tus batidos, zumos vegetales y sopas listos en segundos, sin problemas ni estrés. Ahora veremos cómo hacerlo:

Primero, planifica las compras. Hojea las recetas de los capítulos 7 al 10, decide cuáles quieres preparar y haz una lista de los ingredientes. (Si quieres una alternativa rápida y fácil, mira mi plan de comidas de cinco días y mi lista de compras en las páginas 74 y 75).

De esta forma, puedes comprar todos los ingredientes en un solo viaje. (Recuerda añadir un suplemento multivitamínico y multimineral si los tomas; de lo contrario, mira mis consejos en la página 26).

Nota: Cuando compres colágeno o proteína en polvo, selecciona una marca de alta calidad elaborada con carne de vacuno de pasto. (El batido de colágeno de la Dra. Kellyann, la proteína de caldo de huesos de la Dra. Kellyann y la proteína de colágeno sin sabor de la Dra. Kellyann, para zumos vegetales, son excelentes opciones). Asegúrate de que sea de vacuno mirando etiqueta. No te conformes con la proteína de suero en polvo porque muchas personas son alérgicas al suero. Y no uses guisantes en polvo tampoco, a menos que estés haciendo la versión vegetariana o vegana, porque es más alto en carbohidratos y no es tan rico en nutrientes.

Una ración de proteína o colágeno en polvo equivale a una o dos cucharadas de polvo. Piensa que debes poner de 10 a 25 gramos de proteína en cada batido o zumo vegetal.

UN VISTAZO A LA LECHE DE COCO

Muchas de mis recetas para sopa de carga de caldo y de batidos requieren leche de coco enlatada o sin enlatar. Si la leche de coco es algo nuevo para ti, te voy a hacer una introducción rápida para que sepas que estás comprando el tipo correcto de leche de coco y para que comprendas por qué algunas recetas requieren dos tipos diferentes de leche de coco.

Leche de coco (no enlatada): Tu líquido «base»

Es un líquido espeso (lo encontrarás en los refrigerados del súper, junto con otras leches, o en envases no refrigerados) que contiene muy poca grasa. No cuenta como grasa para tu limpieza, por lo que puedes usarla como base líquida para los batidos. Si compras este tipo de leche de coco, asegúrate de que no contenga azúcares añadidos ni carragenina, un aditivo altamente inflamatorio *(véase* la página 194).

Leche de coco en lata: Para una dosis de grasa saludable

La leche de coco en lata tiene la misma consistencia que la nata líquida. Es un ingrediente de varias de las sopas, y también puedes añadir ¹/₃ de taza a los batidos (considéralo como grasa). Por eso, algunos batidos tienen dos tipos de leche de coco: leche de coco no enlatada como base y leche de coco enlatada como grasa.

Cuando compres leche de coco enlatada, elige siempre la grasa entera en lugar de la baja en grasa; sabe mejor y es más sana. Además, busca una marca con las latas libres de BPA.

La leche de coco enlatada generalmente se separa en la lata, creando una capa gruesa de crema en la parte superior y una capa más fina y acuosa en la inferior. Hay que agitar la lata vigorosamente antes de abrirla.

A continuación, prepara el caldo de huesos (a menos que lo vayas a comprar). Necesitarás al menos 2,5 litros de caldo de huesos para los cinco días. Encontrarás recetas fáciles en el capítulo 9 y podrás preparar todo el caldo que necesitas para la limpieza en una sola tarde. (Puedes cocerlo al fuego mientras cortas las verduras).

Una vez que hayas hecho el caldo, puedes seleccionar las sopas que quieras preparar con él. Todas estas sopas se congelan maravillosamente, por lo que puedes prepararlas con anticipación. Si tienes una batidora de brazo podrás convertir las sopas en «cremas». De lo contrario, puedes batirlas en una batidora normal.

Finalmente, prepara las frutas y verduras para los batidos y zumos. Lávalas, córtalas y congélalas en raciones individuales, para que estén listas para meterlas en la batidora. También puedes añadir las hierbas y especias que requiera cada receta.

VERDURAS, FRUTAS Y GRASAS DEL GRUPO «SÍ»

Todas las recetas de este libro están diseñadas específicamente para esta limpieza. Pero si te gusta experimentar y hacer tus propias recetas, ¡adelante! Aquí tienes las verduras, frutas y grasas entre las que puedes elegir. Para mantener el recuento de carbohidratos del día en unos 60, limita cada comida a, aproximadamente, 15 carbohidratos. Si quieres conocer la cantidad de carbohidratos específicos para cada fruta y verdura, consulta las páginas 264 a 267; de lo contrario, sigue las pautas del cuadro.

Frutas y verduras «Sí» para la limpieza

ILIMITADAS	LIMITADAS (una ración por ingesta): evita si estás haciendo la versión cetógena
Verduras de hoja verde y/o sin almidón:	*Verduras con almidón (media taza):*
Acelga	Nabos
Achicoria	Yuca
Ajo	*Frutas (media taza):*
Algas	Albaricoque
Berenjena	Arándano
Calabacín	Berro
Cebolla	Cereza
Cebolleta	Ciruela
Col lombarda	Clementina
Col verde	Frambuesa
Coles de Bruselas	Fresa
Colinabo	Guayaba
Daikon	Kiwi
Espárragos	Lima
Espinacas	Limón
Jalapeños	Mandarina

ILIMITADAS	LIMITADAS (una ración por ingesta): evita si estás haciendo la versión cetógena
Verduras de hoja verde y/o sin almidón:	*Frutas (media taza):*
Jícama	Mango
Judías verdes	Manzana
Kale	Melocotón
Lechuga	Melón
Ñame	Mora
Pepinos	Naranja
Perejil	Nectarina
Pimientos	Papaya
Puerros	Pera
Rábanos	Piña
Raíz de apio	Plátano
Remolacha	Pomelo
Repollo	Sandía
Repollo chino	
Rúcula	
Rutabaga	
Setas	
Tomates	
Hojas verdes (remolacha, berza, mostaza y hojas de nabo)	
Zanahorias	

Grasas «Sí» para la limpieza

Aceite de aguacate	1 cucharada por ración
Aceite de coco/aceite MCT	1 cucharada por ración
Aceite de nuez	1 cucharada por ración
Aceite de oliva	1 cucharada por ración
Aceitunas	1 puñado pequeño por ración = 2 cucharadas
Aguacate	¼ a ½ aguacate por ración
Chips de coco sin azúcar	1 puñado pequeño = 2 cucharadas por ración
Ghee (mantequilla clarificada)	1 cucharada por ración
Leche de coco entera enlatada	⅓ de taza
Mantequilla de almendras sin azúcar	1 cucharada por ración
Frutos secos	1 puñado pequeño por ración = 2 cucharadas; no uses cacahuete o crema de cacahuete
Semillas de cáñamo	2 cucharadas por ración
Semillas de chía	4 cucharaditas por ración
Semillas de lino molidas	2 cucharadas por ración

CÓMO HACER GHEE

• •

Puedes comprar ghee, o mantequilla clarificada, en muchas tiendas bío. Sin embargo, también es muy fácil hacerlo en casa. Sólo tienes que calentar una barra de mantequilla a fuego lento, luego retira los sólidos de la leche con una espumadera cuando suban a la superficie. Enfría el ghee y guárdalo en la nevera.

Ejemplo de plan de comidas

Si quieres que la planificación de las comidas sea muy fácil, sigue este plan de comidas de cinco días y compra los ingredientes que figuran en la lista que sigue. ¡No puede ser más simple! (Para conseguir un plan de comidas imprimible, visita mi página de Recursos en drkellyann.com/cleansebook).

DÍA	ZUMO VEGETAL	BATIDO	ZUMO VEGETAL	SOPA
1	Zumo vegetal de piña con menta	Batido de frambuesa con chocolate	Zumo vegetal de fresas	Sopa de pollo con colirroz
2	Zumo vegetal de melón con pepino	Batido de piña colada	Zumo vegetal de limón con jengibre	Sopa cremosa de espárragos
3	Zumo vegetal de papaya con jengibre	Batido de frambuesa con chocolate	Zumo vegetal de piña con menta	Sopa de pollo con colirroz
4	Zumo vegetal con fresas	Batido de tarta de manzana	Zumo vegetal de melón con pepino	Sopa cremosa de espárragos
5	Zumo vegetal de limón con jengibre	Batido de piña colada	Zumo vegetal de papaya con jengibre	Sopa de pollo con colirroz

Ejemplo de lista de la compra para un plan de comidas de cinco días

Aquí están todos los alimentos que necesitarás comprar para hacer todo el plan de comidas. (Para conseguir una lista de la compra imprimible y una lista de marcas recomendadas, visita la página de Recursos en mi sitio web en drkellyann.com/cleansebook).

VEGETALES

Ajo (1 cabeza)

Apio (1 manojo)

Cebolla (1 pequeña)

Col rizada (1 manojo grande o 4 tazas picadas)

Coliflor (1 cabeza mediana)

Espárragos (400 gr)

Espinacas (150 gr o 4 tazas)

Frambuesas (para 1 taza)

Fresas (200 gr)

Lechuga romana (1 pieza)

Limas (2)

Limones (3)

Manzana (1 pequeña)

Melón dulce (1 mediano)

Menta (1 manojo, fresca)

Papaya (1 grande)

Pepinos (1)

Perejil (1 manojo)

Piña (para 3 tazas)

Puerros (2)

Raíz de jengibre (10 a 12 cm)

Tomillo (1 manojo seco)

Zanahorias (400 gr)

REFRIGERADOS

Ghee o mantequilla bío (100 gr)

Leche de coco o de almendras (2 litros)

OTROS

Aceite de aguacate o de oliva (botella pequeña)

Canela

Colágeno sin sabor: 5 raciones, de 15 a 25 gr de proteína por ración

Leche de coco entera enlatada (cinco latas de 400 gr)

Pimienta negra

Proteína de colágeno de chocolate: 5 raciones, de 15 a 25 gr de proteína por ración

Proteína de colágeno de vainilla: 5 raciones, de 15 a 25 gr de proteína por ración

Sal celta o rosa del Himalaya

Semillas de chía (bolsa pequeña)

Stevia o fruta del monje

Tapioca (tamaño más pequeño)

CALDO DE HUESO

Caldo de huesos de pollo (8 tazas)

Si vas a hacer tu propio caldo de huesos de pollo, necesitarás los siguientes ingredientes. Todos los demás ya están en la lista de la compra:

1 kg o más de muslos y/o alas de pollo

1,5 kg o más de huesos/carcasas de pollo crudo

6 a 8 patas de pollo, opcionales, que añadirán gran cantidad de colágeno

Vinagre de manzana

Hoja de laurel (opcional)

Cebolla (1 mediana)

Granos de pimienta (o sustituto de pimienta negra)

ADICIONAL

Suplemento multivitamínico y multimineral (si lo quieres usar)

Ingredientes para hacer de agua de desintoxicación (si lo planeas)

¡Da sabor a tu vida!

¿Quieres añadir aún más poder de limpieza, curación y quema de grasa a la limpieza? Pues añade algunas de las siguientes hierbas y especias al caldo de huesos, los batidos y zumos vegetales. He aquí por qué son tan increíbles:

- **Ajo.** El ajo ayuda a quemar la grasa del vientre. También reduce el colesterol LDL, lo que puede reducir el riesgo de enfermedad cardíaca. Además, reduce el daño oxidativo de los radicales libres, ayudando a combatir el proceso de envejecimiento.
- **Albahaca.** La albahaca es antinflamatoria, reduce la retención de agua y la hinchazón y es un adaptógeno (una sustancia que ayuda al cuerpo a adaptarse al estrés). La albahaca también ayuda a reducir la acumulación de grasa en el hígado mientras desintoxica el organismo. Incluso se sabe que el aroma de la albahaca tiene propiedades curativas.
- **Canela.** La canela es una especia que vale la pena tomarse en serio cuando los problemas de azúcar en sangre son una pandemia. Puede reducir drásticamente la glucosa en sangre. También puede reducir los antojos y ayudarte a quemar grasa más rápido.
- **Cardamomo.** El cardamomo es termogénico (lo que significa que aumenta el calor corporal y acelera el metabolismo), tiene propiedades antinflamatorias.
- **Cilantro y coriandro.** Aunque ambos nombres se refieren a la misma planta, el cilantro generalmente se refiere a la parte verde frondosa de la planta, mientras que el coriandro es el nombre común de las semillas de la planta. Tanto el cilantro como el coriandro son ricos en antioxidantes y pueden ayudar a reducir los niveles de colesterol LDL o «malo» en la sangre. También contienen grandes cantidades de vitaminas A y K. Y seamos sinceros: todo sabe mejor con cilantro.
- **Clavos de olor.** Los clavos ayudan a reducir el azúcar en sangre. También ayudan a mejorar la digestión y optimizar el metabolismo.
- **Comino.** El comino es un gran quemador de grasa que también ayuda en la digestión. Una cucharadita puede ayudar a quemar hasta tres veces más grasa corporal.
- **Cúrcuma.** La curcumina es el ingrediente activo de la cúrcuma. Retrasa la formación de tejido graso al afectar los vasos sanguíneos ne-

cesarios para formarlo. La curcumina contribuye a reducir la grasa corporal y la pérdida de peso. También es un agente antinflamatorio y reduce la resistencia a la insulina.

- **Jengibre.** El jengibre tiene propiedades antinflamatorias y es un gran calmante intestinal. También tiene propiedades termogénicas que ayudan a impulsar el metabolismo.
- **Mostaza.** Una cucharadita de mostaza puede aumentar el metabolismo hasta en un 25 % durante varias horas tras comer. Ese efecto se debe a los isotiocianatos de alilo, que son fitoquímicos que dan a la mostaza su sabor característico.
- **Perejil.** La gran cantidad de vitamina C del perejil lo convierte en un gran refuerzo del sistema inmunitario. También es una excelente fuente de betacaroteno, un antioxidante que ayuda a proteger el cuerpo contra el daño de los radicales libres. Tiene propiedades antinflamatorias, relaja los músculos y estimula la digestión.
- **Cayena.** Ésta es mi favorita. No hay mejor quemador de grasa natural, por eso lo pongo en casi todo lo que puedo. La capsaicina, el compuesto que le da a los chiles su picante, ayuda a encoger el tejido graso y reducir los niveles de grasa en sangre. También es termogénico.
- **Pimienta blanca.** La piperina es el compuesto que le da a la pimienta blanca su sabor picante. La pimienta blanca aumenta los efectos de la curcumina, el ingrediente activo de la cúrcuma.
- **Pimienta negra.** Al igual que con la pimienta blanca, la piperina es el compuesto que le da su sabor picante. Al igual que la pimienta blanca, la piperina mejora los efectos de la curcumina, el ingrediente activo de la cúrcuma. Un estudio también sugiere que la piperina en la pimienta negra combate la grasa al bloquear la formación de nuevas células grasas.[1]
- **Semillas de hinojo.** Son un diurético natural y una eficaz ayuda digestiva.

---

1. «Black Pepper Fights Formation of Fat Cells», *UPI,* 7 de mayo de 2012; upi.com/ Health_News/2012/05/07/Black-pepper-fights-formation-of-fat-cells/UPI-20801336435628/#ixzz1uHsvZGNI

* **Tés verde y blanco.** Estos tés están cargados de antioxidantes y propiedades termogénicas. Es más, contienen un galato de epigalocatequina compuesto (EGCG) que reduce la cantidad de grasa que el cuerpo absorbe cuando come.

AÑADE TÉ VERDE PARA CONSEGUIR MÁS PODER DETOX

· ·

El té verde es delicioso y puedes añadir potencia adicional a la limpieza. Éstos son algunos de los beneficios:

> ► Ayuda a limpiar las toxinas del sistema. Las investigaciones muestran que el té verde aumenta drásticamente la producción de un tipo de enzimas llamadas enzimas GST, que desempeñan un papel clave en la defensa del cuerpo contra las sustancias químicas que causan cáncer y otras toxinas.[2]

> ► Está cargado de poderosos antioxidantes que protegen las células llamadas catequinas, y tiene entre ocho y diez veces más polifenoles que las frutas y verduras.[3]

> ► Ayuda a adelgazar. El té verde aumenta la termogénesis (producción de calor), lo que ayuda a quemar grasa más rápidamente. Según una revisión reciente, los estudios a largo plazo muestran que «el consumo de catequinas

2. «Green Tea Boosts Production of Detox Enzymes, Rendering Cancerous Chemicals Harmless», *Science Daily*, 12 de agosto de 2007; sciencedaily.com/releases/2007/08/070810194923.htm

3. J. L. Davis, «The Health Benefits of Tea» WebMD; webmd.com/food-recipes/features/health-benefits-tea

del té induce una reducción notable del peso corporal y la grasa corporal».[4]

No obstante, hay una advertencia: las formas concentradas de té verde (como el extracto de té verde) pueden ser peligrosas. En algunos casos, las personas que utilizan estas formas concentradas han sufrido daño hepático.

Así que éste es mi consejo: omite el extracto y quédate con los beneficios del té verde tradicional preparado con agua caliente, en casa. Para conseguir el mayor beneficio, usa agua casi hirviendo (que ayuda a liberar los antioxidantes en el té) y deja reposar el té dos minutos.

Añade más potenciadores de colágeno

Puedes llevar la formación de colágeno al siguiente nivel añadiendo «amigos» del colágeno –esto es, alimentos que promueven la formación de colágeno o previenen su descomposición– a los batidos, zumos vegetales y sopas. Veamos tres formas de aumentar la producción de colágeno durante la limpieza y después:

1. Consume alimentos ricos en vitamina C. La vitamina C es vital para la síntesis de colágeno. Es un factor limitador, lo cual significa que si no tienes suficiente, tu línea de producción de colágeno se apaga. Así que come muchos alimentos ricos en vitamina C, incluidos tomates, pimientos y brócoli.

---

4. K. Diepvens *et al.,* «Obesity and Thermogenesis Related to the Consumption of Caffeine, Ephedrine, Capsaicin, and Green Tea» *American Journal of Physiology,* 1 de enero de 2007; physiology.org/doi/full/10.1152/ajpregu.00832.2005

2. Come verduras de diferentes colores. Las verduras de hojas verdes oscuras –como la espinaca y la col rizada– contienen antioxidantes que protegen contra los radicales libres que descomponen el colágeno. Las verduras rojas como la remolacha (las frutas rojas, tomates y pimientos rojos) están llenas de licopeno, que aumenta el colágeno y protege contra el daño causado por el sol. Y las verduras de color naranja como las zanahorias y los boniatos están cargadas de vitamina A, que restaura el colágeno que se ha dañado.

3. Bebe té blanco sin azúcar. El té blanco es ligero y delicado, pero tiene un gran impacto cuando se trata de combatir las arrugas. La investigación demuestra que ayuda a frustrar las actividades de las enzimas que descomponen el colágeno y otra proteína de la piel, la elastina.

CUANDO HAYAS TERMINADO CON LA LIMPIEZA, VUELVE A COMER NORMALMENTE

Cuando hayas terminado con tu limpieza, quiero que comas ligero dos o tres días antes de volver a tu dieta habitual. Recomiendo comer raciones pequeñas de alimentos limpios, naturales y fáciles de digerir, por ejemplo, aves o pescados, verduras salteadas y bayas, y luego añade lentamente otros alimentos con el paso de los días.

Si no estás en tu peso ideal al final de este tiempo, puedes hacer la transición directamente a mi dieta de caldo de huesos de 21 días o mi dieta para perder tripa de 10 días. Si has alcanzado tu peso ideal, continúa con el Plan de Estilo de Vida de la Dra. Kellyann (*véase* el capítulo 11), que te permitirá mantener lo que has conseguido.

MÁS INFUSIONES DE LIMPIEZA EXCELENTES

• •

Tres infusiones que pueden aumentar los efectos de la limpieza son las de cardo mariano, diente de león y bardana. Echemos un vistazo a cada una:

- ▶ La infusión de cardo mariano, elaborada con semillas trituradas de la planta del cardo mariano *(Silybum marianum)*, es una poderosa sanadora del hígado. La silimarina, un compuesto del cardo mariano, tiene propiedades antioxidantes, antinflamatorias y antivirales, y puedes ayudar a mantener la apariencia joven al proteger la piel contra el daño causado por el sol.[5]
- ▶ La infusión de diente de león es otra poderosa sanadora del hígado, y si necesitas un alivio rápido de la hinchazón, es un diurético que te ayudará a eliminar el exceso de agua. Además, tiene propiedades antidiabéticas.
- ▶ La infusión de bardana es apreciada por muchas culturas como purificadora de la sangre, y la ciencia demuestra que tiene propiedades desintoxicantes y protectoras del hígado.[6]

Una nota: Evita la infusión de diente de león, cardo mariano y bardana si eres alérgico a la ambrosía, las caléndulas, los crisantemos y plantas relacionadas. Si tienes alguna alergia a las plantas, primero prueba una pequeña cantidad para asegurarte de que te va bien.

---

5. S. K. Katiyar *et al.*, «Silymarin, a Flavonoid from Milk Thistle *(Silybum marianum L.)*, Inhibits UV-Induced Oxidative Stress Through Targeting InfiltratingCD11b+ Cells in Mouse Skin» *Photochemistry and Photobiology*, 28 de noviembre de 2007; onlinelibrary.wiley.com/doi/abs/10.1111/j.1751-1097.2007.00241.x

6. F. S. Predes *et al.*, «Antioxidative and in Vitro Antiproliferative Activity of Arctium Lappa Root Extracts», *BMC Complementary & Alternative Medicine*, 23 de marzo de 2011 (online); ncbi.nlm.nih.gov/pmc/articles/PMC3073957/

Unas palabras sobre los trucos

A veces, incluso cuando tienes las mejores intenciones, la vida puede interponerse. Por ejemplo, existe la posibilidad de que comiences esta limpieza con fuerza y luego recaigas a mitad de camino por una crisis familiar, una ruptura o alguna calamidad.

Si eso sucede, no pasa nada, la vida es así, no te castigues por ello. En su lugar, cuenta cada día de limpieza que haya terminado como una gran victoria y programa otra limpieza para el futuro cercano. Recuerda: ¡el caldo de huesos, las frutas y verduras que has preparado te esperarán pacientemente en el congelador!

¿QUÉ PASA CON EL CAFÉ?

Buenas noticias: me encanta el café y creo firmemente que añade poder a la limpieza. Por eso le doy un gran «sí» en este plan.

Es una creencia común que el café extrae el agua del cuerpo y, por esta razón, el café suele ser un gran no-no en otros protocolos de limpieza. Pero resulta que eso es un mito. Un estudio pidió a bebedores de café que consumieran café o agua durante tres días, y los investigadores no encontraron diferencias entre el estado de hidratación de los dos grupos.[7]

Así que cuenta el café como parte de la ingesta diaria de agua. De hecho, te animo porque el café tiene muchos beneficios para la salud. Veamos algunos de ellos:

---

7. K. Gonsalves, «Best Coffee News You'll Hear All Day» *Prevention*, 13 de enero de 2014; prevention.com/food-nutrition/healthy-eating/a20465840/coffee-hydrates-like-water-study/

▶ Beber tres o cuatro tazas de café al día parece reducir el riesgo de diabetes.[8]

▶ El consumo de café con cafeína puede ayudarte a protegerte contra la demencia.[9]

▶ El café incluso puede ayudarte a vivir más tiempo. Un estudio analizó el consumo de café durante un promedio de más de dieciséis años, entre más de 185 000 personas. Los investigadores encontraron que beber una taza de café al día estaba relacionado con un riesgo 12 % menor de muerte a cualquier edad y por cualquier causa. Las personas que bebían dos o tres tazas al día tenían un riesgo un 18 % menor.[10]

Es más, el café con cafeína es ergogénico, es decir, mejora tu rendimiento cuando haces ejercicio y te mantiene quemando más calorías mucho tiempo después. Ésta es una muestra de los hallazgos:

▶ Los atletas quemaron un 15 % más de calorías tras un entrenamiento de ciclismo cuando tomaban una dosis de cafeína antes de los entrenamientos en lugar de un placebo.[11]

▶ Los ciclistas estacionarios quemaban más calorías cuando consumían cafeína antes de hacer ejercicio en com-

8. «Coffee Compounds That Could Help Prevent Type 2 Diabetes Identified», *Science Daily*, 2 de diciembre de 2015; sciencedaily.com/releases/2015/12/151202124610. htm

9. J. Collingwood, «Coffee Mayo Prevent Dementia», *PsychCentral*, 8 de octubre de 2018; psychcentral.com/lib/coffee-Mayo-prevent-dementia

10. N. Davis, «Coffee Cuts Risk of Dying from Stroke and Heart Disease, Study Suggests», *The Guardian*, 10 de julio de 2017; theguardian.com/science/2017/jul/10/coffee-cuts-risk-of-dying-from-stroke-and-heart-disease-study-suggests

11. V. E. Fernández-Elías *et al.*, «Ingestion of a Moderately High Caffeine Dose Before Exercise Increases Postexercise Energy Expenditure», *International Journal of Sport Nutrition and Exercise Metabolism*, febrero 2015, 25(1): 46-53; ncbi.nlm.nih.gov/pubmed/24901809

paración los que tomaban un placebo, y también disfrutaban más del ejercicio.[12]

▶ Los levantadores de pesas hacían más repeticiones tras recibir una dosis de cafeína, y la cafeína redujo su sensación de esfuerzo y dolor.[13]

Por lo tanto, la cafeína ayuda a mantenerse libre de diabetes, protege de la demencia, ayuda a quemar más grasa y alivia los dolores y molestias relacionados con el ejercicio. ¿Dónde está lo malo?

MODIFICACIÓN DE LA LIMPIEZA PARA DIETAS ESPECIALES

Muchos de mis pacientes siguen dietas veganas, vegetarianas o pescatarianas. Si perteneces a alguno de estos grupos, no te preocupes, ¡lo tengo todo controlado!

A continuación se explica cómo modificar la limpieza para que se adapte a cualquier tipo de dieta.

Cómo hacer esta limpieza si eres vegetariano o vegano

Si tu dieta no incluye productos animales como colágeno o caldo de huesos, quizás te estés preguntando: ¿cómo se puede hacer una limpieza que contenga colágeno sin comer colágeno? Afortunadamente, es más fácil de lo que parece.

A continuación, indicamos cómo modificar la limpieza para que te funcione:

---

12. M. M. Schubert *et al.*, «Caffeine Consumption Around an Exercise Bout:Effects on Energy Expenditure, Energy Intake, and Exercise Enjoyment», *Journal of Applied Physiology,* 14 de agosto de 2014, 117(7): 745-54; ncbi.nlm.nih.gov/pubmed/25123196

13. M. J. Duncan *et al.*, «Acute Caffeine Ingestion Enhances Strength Performance and Reduces Perceived Exertion and Muscle Pain Perception During Resistance Exercise», *European Journal of Sport Science,* 2013, 13(4): 392-99; ncbi.nlm.nih.gov/pubmed/23834545

- Reemplaza el caldo de huesos por caldo de verduras *(véase* la receta en la página 212). (Un apunte: Aunque me encanta el caldo de huesos, también soy fan del caldo de verduras, a menudo llamado caldo de potasio porque está cargado de este nutriente. En particular, bebo caldo de verduras si tengo problemas de calambres).
- Omite el polvo de colágeno de los zumos vegetales.
- Usa huevo, guisantes o cáñamo en polvo en lugar de colágeno en polvo en los batidos.

Si bien la limpieza no incluirá colágeno real, sí incluirá componentes básicos de colágeno. Cuando preparas tus sopas de carga de caldo, zumos vegetales y batidos, concéntrate particularmente en alimentos con alto contenido de glicina y prolina, los principales aminoácidos del colágeno. Selecciona muchas de las siguientes frutas y verduras.

MEJORES FUENTES DE GLICINA
- Calabaza
- Col rizada
- Coliflor
- Espinacas
- Kiwi
- Pepino
- Plátano
- Repollo

MEJORES FUENTES DE PROLINA
- Berro
- Brotes de alfalfa
- Cebollino
- Espárragos
- Pepino
- Repollo
- Semillas de mostaza blanca

Además, añade alimentos ricos en lisina a batidos y zumos vegetales. Éstos incluyen pistachos y semillas de calabaza.

Por último, incorpora «compañeros de colágeno» en las comidas *(véase la lista en las páginas 79 y 80)*. Son alimentos que el cuerpo necesita para sintetizar colágeno nuevo y proteger las reservas existentes.

Cómo hacer esta limpieza si eres pescatariano

Si limitas la ingesta de productos de origen animal a pescados y mariscos, puedes preparar un caldo de espinas para usar en las sopas de carga de caldo. *(Véase* la receta de caldo de espinas y marisco en la página 210). Para los batidos y zumos vegetales, sustituye el colágeno de vacuno por colágeno marino.

PREGUNTAS FRECUENTES SOBRE LA LIMPIEZA

Éstas son algunas de las preguntas más comunes que recibo sobre mi limpieza.

¿Esta limpieza se considera ceto, paleo o baja en carbohidratos?

Funciona con las tres dietas. Eso se debe a que es baja en carbohidratos, todos los alimentos del plan cumplen con los requisitos paleo, y si eliminas las frutas y las verduras con almidón, te mantendrá en cetosis.

¿Debería pesarme todos los días con esta limpieza?

Sé que quieres hacerlo, y no quiero ser mala, pero no lo hagas. Resiste el impulso de subirte a la báscula todas las mañanas. Necesitas dejar que tu cuerpo se reajuste y repueble su flora, y eso lleva tiempo. No es el mejor momento para andar contando gramos y centímetros. Tienes que confiar en tu organismo y dejar que haga lo que tiene que hacer.

¿Con qué frecuencia puedo hacer esta limpieza?

Puedes hacerla mensualmente y recomiendo hacerlo, al menos, una vez cada tres o cuatro meses. Convertirla en un hábito regular es una forma inteligente de mantener el peso ideal y asegurarte de que siempre estás en tu mejor momento.

¿Puedo tomar mis vitaminas y probióticos habituales?

Sí. Puedes seguir tomando cualquier suplemento que uses habitualmente. Sólo asegúrate de tomarlos con una comida y no con el estómago vacío.

¿Puedo tomar mi medicación?

Consulta al médico para asegurarte de que puedes hacer esta limpieza mientras tomas tus medicamentos actuales. Además, pregunta si necesitarás cambiar la dosis. (Esto es especialmente importante si estás tomando medicamentos para la diabetes o el síndrome metabólico). Si recibes el visto bueno del médico, estarás listo para empezar.

¿Puedo beber kombucha?

No me odies, pero quiero que evites la kombucha en tu limpieza porque no todas las bebidas de kombucha son iguales y algunas tienen suficiente azúcar para recaigas. Así que, por ahora, deja la kombucha en la lista del «no». Después de la limpieza, puedes recuperarla aunque sigas el estilo de vida de la Dra. Kellyann, el plan «para siempre» que puedes seguir tras cuando hayas alcanzado tu peso ideal.

¿Puedo añadir fruta del monje, stevia, colágeno, aceite de coco o nata a mi café?

La fruta de monje y la stevia son un «sí» (*véase* la página 59 para más información sobre por qué la fruta del monje es tan buena). Sin embargo, quiero que evites añadir colágeno o aceite de coco al café porque ya tomas mucho colágeno y grasas saludables en las comidas, y ahí es donde las necesitas verdaderamente para ayudarte a absorber y metabolizar todos los fitonutrientes. ¡Así que prométeme que no «robarás» colágeno o grasas de las comidas para meterlos en el café! Además, evita la nata y los edulcorantes artificiales y los lácteos.

¿Puedo usar verduras en polvo o superalimentos en polvo en los batidos?

Fresco es mejor porque de un polvo no puedes obtener toda la fibra que te dan las verduras frescas. No obstante, puedes usar verduras en polvo si la comodidad es importante para ti. Revisa la etiqueta y asegúrate de que el polvo no contenga azúcar, edulcorantes artificiales, colorantes o sabores artificiales o emulsionantes. Para conocer las marcas recomendadas de verduras en polvo, visita la página de Recursos en mi sitio web en drkellyann.com/cleansebook.

¿Puedo comer alimentos que no están en la lista de «sí»?

A ver, la lista del «sí» está por algo. He seleccionado los alimentos «sí» para ofrecerte los mejores resultados. Mantenerte fuerte, cíñete a los alimentos de la lista «sí» y te encantarán los resultados.

¿Puedo mascar chicle con esta dieta?

No lo recomiendo porque confunde al cuerpo y hace que el sistema digestivo crea que está al caer comida sólida. Además, la mayoría de los chicles están cargados de sabores y colorantes artificiales. Cuando hayas terminado con la limpieza, un tipo de chicle saludable y sin aditivos (como Spry u Orbit) puede ser aceptable cuando hayas pasado al Plan de Estilo de Vida de la Dra. Kellyann (aprenderás más sobre esta fase en el capítulo 5).

¿Puedo hacer ejercicio o debo detener mi rutina de ejercicios?

Depende totalmente de ti. Alguna gente puede hacer fácilmente ejercicios que requieran gran esfuerzo físico en el gimnasio durante la limpieza, mientras que otros no lo soportan. Si estás en el segundo grupo, será una buena idea relajar los entrenamientos o incluso omitirlos, para que el cuerpo pueda invertir toda su energía en la curación. Después de la limpieza, tendrás tanta energía que ¡recuperarás con creces el tiempo perdido de entrenamiento.

¿Puedo utilizar tus productos de colágeno en mi limpieza?

Absolutamente. Todos están diseñados para cumplir con esta limpieza, así como con mi dieta de caldo de huesos y pérdida de tripa en 10 días.

¿Tengo que hacer cinco días? ¿Puedo hacer menos? ¿Puedo hacer más?

Incluso uno o dos días con esta limpieza te harán sentir mejor. Sin embargo, se necesitan cinco días para conseguir todos los beneficios, así que haz la limpieza completa si puedes. Si sientes que puedes seguir más tiempo, haz el Keto Push al principio o añade uno o dos días más al final de la limpieza, o considera pasar a la dieta de caldo de huesos o a la dieta de pérdida de tripa en 10 días.

¿Puedo comer grasas en esta limpieza?

Vas a tomar grasas todos los días, pero asegúrate de comer las adecuadas (*véase* mi lista en la página 72). Quiero que evites la margarina y los aceites de semillas, inflamatorios, como el de maíz, girasol, cártamo y colza.

¿Puedo beber agua con gas mientras hago la limpieza?

Sí, pero ten en cuenta que el agua con gas puede provocar hinchazón. Bebe sólo un poco cada la vez y asegúrate de elegir agua con gas en lugar de agua con sabores o colorantes añadidos.

Lo realmente importante es tomar mucha agua, ya sea con burbujas o no. Ésta es la clave para eliminar las toxinas.

¿Por qué no puedo usar edulcorantes artificiales en esta limpieza?

Sé que esto es difícil para mucha gente, especialmente si está acostumbrada a beber refrescos todo el día. Pero el hecho es que los edulcorantes artificiales en realidad pueden ser peores que el azúcar.

En un estudio de 2018, los investigadores probaron seis edulcorantes artificiales (aspartamo, sucralosa, neotame, sacarina, advantame y acesulfamo de potasio) y encontraron que los edulcorantes provocaban que las bacterias intestinales de los ratones se volvieran tóxicas.[14] ¡Eso es lo último que quieres!

Veo algo llamado aceite MCT en la lista de grasas buenas. ¿Qué es eso?

MCT significa *triglicérido de cadena media*. Los MCT son las fuentes de energía más limpias y directas para el organismo. El cuerpo metaboliza estos ácidos grasos de una manera diferente a como lo hace con otros ácidos grasos, aumentando la cantidad de calorías que quema.

---

14. D. Harpaz *et al.,* «Measuring Artificial Sweeteners Toxicity Using a Bioluminescent Bacterial Panel», *Molecules,* septiembre de 25, 2018; see also «Artificial Sweeteners Have Toxic Effects on Gut Microbes» Science Daily, 1 de Octubre de 2018; sciencedaily.com/releases/2018/10/181001101932.htm

Dado que se convierten rápidamente en cetonas, los MCT también le dan al cerebro una inyección rápida de combustible energético. Además, los estudios demuestran que son una excelente herramienta para bajar de peso. Por ejemplo:

- En una prueba de dieciséis semanas, treinta y un hombres y mujeres con sobrepeso –en un programa de pérdida de peso– consumieron aceite de oliva o aceite MCT en sus dietas. Los investigadores encontraron que el grupo de aceite MCT perdió más peso, más masa grasa en general y más masa de tronco que el grupo de aceite de oliva.[15]
- En otro estudio, veinticuatro hombres sanos, con sobrepeso, consumieron dietas ricas en aceite MCT o aceite de oliva durante veintiocho días y luego cambiaron. Los investigadores encontraron que los participantes perdieron más peso en la fase de MCT y concluyeron que «los MCT pueden considerarse agentes que ayudan en la prevención de la obesidad o que potencialmente estimulan la pérdida de peso».[16]

Así que añade una ración al caldo, batidos o zumos vegetales, y llevarás la quema de grasas a un nivel aún mayor. Una advertencia:

Cuando empieces a usar aceite MCT, usa dosis pequeñas. Tomar demasiado puede hacerte…, bueno…, digamos que visitarías el baño con más frecuencia (y con más prisa) de lo preferible.

---

15. M. P. St-Onge *et al.,* «Weight-Loss Diet That Includes Consumption of Medium-Chain Triacylglycerol Oil Leads to a Greater Rate of Weight and Fat Mass Loss Than Does Olive Oil», *American Journal of Clinical Nutrition,* marzo de 2008, 87(3): 621-26; ncbi.nlm.nih.gov/pubmed/18326600

16. M. P. St-Onge *et al.,* «Medium-Chain Triglycerides Increase Energy Expenditure and Decrease Adiposity in Overweight Men», *Obesity Research,* marzo de 2003, 11(3): 395-402; ncbi.nlm.nih.gov/pubmed/12634436

¿Puedo sustituir el caldo por zumos o los batidos vegetales de esta dieta?
Sí. Eres libre de mezclar y combinar los ingredientes porque seguirás ingiriendo los fitonutrientes y las proteínas que necesitas. De hecho, puedes cambiar cualquier cosa en este plan: sopas por batidos, batidos por zumos vegetales, zumos vegetales por sopas, ¡como quieras!

· ·

Recordatorio: encontrarás un plan de comidas imprimible, un plan de comidas en blanco, una lista de la compra, una lista de marcas recomendadas y listas de alimentos «sí» y «no» en la página Recursos de mi sitio web en drkellyann.com/cleansebook.

· ·

Capítulo 5

Tras la limpieza: El plan de estilo de vida de la Dra. Kellyann

Cuando termines tu limpieza, te vas a volver loco…, y lo digo en el buen sentido.

¿No te gusta esa sensación de que tus pies apenas tocan el suelo y eres liviano como una pluma? Pues de eso estoy hablando. Tendrás una energía increíble, te sentirás *realmente bien* por primera vez en años y seguirás buscando excusas para mirar tu radiante piel en el espejo. Y si eres como la mayoría de las personas que hacen mi limpieza, incluso te sentirás un poco (ejem) juguetón.

Así que tómate un momento y quiérete mucho. Sienta tan bien conquistar un objetivo que merece la pena disfrutarlo.

Pero… necesitamos hablar. Se trata de ese día que viene: ya sabes, el día *tras* la limpieza.

Ése es el problema. Ese «día después» será el primer día de tu vida posterior a la limpieza, y quiero que las grandes ganancias que hayas conseguido duren para toda la vida.

Así que, ahora, quiero decirte cómo mantener la piel divina, la energía radiante y el cuerpo sano que tienes y también cómo evitar recuperar los kilos que has perdido. A esto lo llamo Plan de Estilo de Vida de la Dra. Kellyann y así es como funciona.

Primero, llega a tu peso objetivo

Si perder peso es uno de tus objetivos y no estás en tu peso ideal cuando termines la limpieza, cambia a mi dieta de caldo de huesos.

93

Ésta es una dieta simple y suave que puedes hacer durante el tiempo que sea necesario hasta alcanzar tu objetivo. (Tengo pacientes que han perdido un montón de kilos con ella).

Alternativamente, si sólo tienes unos pocos kilos más y te espera un gran día, por ejemplo, una boda o una fiesta, puedes hacer mi plan para perder tripa en 10 días. Está diseñado para derretir la grasa del vientre rápidamente, hasta 6 kilos y 13 cm.

Una vez que alcances tu peso ideal, estarás listo para el siguiente paso.

DILES ADIÓS A LOS ALIMENTOS QUE TE HACEN ENFERMAR Y ENGORDAR

Cuando termines la limpieza, existe la posibilidad de que estés planeando volver a comer una dieta baja en grasa y rica cereales integrales. Eso se debe a que puedes haber entendido que esta dieta es buena para ti.

No tan rápido.

La verdad es que desde que los «expertos» en salud comenzaron a promover esta dieta, hace décadas, hemos experimentado una auténtica epidemia de obesidad y diabetes. Lejos de estar más sanos, estamos más enfermos y más gordos de lo que nunca hemos estado y esa dieta es el motivo.

En primer lugar, los cereales, incluso los llamados saludables, se convierten directamente en azúcar dentro del cuerpo. (De hecho, dos rebanadas de pan de trigo integral contienen tanta azúcar como una barra de chocolate). Si consumes cereales en cada comida, aumentarás continuamente la secreción de insulina, lo que hará que acumules grasa abdominal. Esta grasa del vientre, además de ser fea a más no poder, es una fábrica de químicos tóxicos que enferman las células y te hacen coger kilos.

El resultado final es más inflamación, y la inflamación, como dije antes, es el común denominador de todo lo malo. Es la vía rápida hacia el envejecimiento, el aumento de peso incontrolable y casi todas las enfermedades modernas.

Además, los cereales contienen sustancias que causan «intestino permeable» del que hablé en el capítulo 2. En particular, la gliadina (una proteína del gluten de trigo) y la aglutinina de germen de trigo (otra proteína que se encuentra a niveles altos en el trigo integral) pueden aumentar la permeabilidad intestinal y desencadenar una respuesta inmune.[1]

Ahora, hablemos de lo que le hace a la piel una dieta rica en cereales.

En primer lugar, fomenta los brotes de acné. De hecho, un artículo en el *Journal of Drugs in Dermatology* llega a decir que los carbohidratos son los *principales culpables* del acné.[2]

Pero eso es sólo la punta del iceberg porque, tras décadas de experiencia clínica, descubrí que una dieta rica en cereales causa brotes de psoriasis, eccema y también rosácea. (La buena noticia es que cortar con los cereales aclara la piel de mis pacientes como por arte de magia).

Los problemas de piel son un gran problema para muchas personas, y he sido testigo de ello en mi propia casa. Uno de mis hijos sufría de un acné terrible y vi con mis propios ojos cómo afectó a casi todos los aspectos de su vida. Tras mucha confusión emocional, elegimos el caldo de huesos y omitimos los lácteos y el gluten de la dieta. Fue maravilloso ver el efecto de «cerradura y llave», quiero decir, cuando finalmente encuentras la llave correcta que abre la puerta a una solución.

Si bien afecta a la piel, una dieta rica en cereales también afecta al apetito. Eso se debe a que hace que tu cerebro sea sensible a la leptina, la hormona que nos indica cuándo hemos comido lo suficiente. Por lo tanto, incluso cuando no necesitas comer, te entra hambre.

Finalmente, puede que te sorprenda escuchar esto: los cereales son una mala fuente de nutrientes, salvo los que añaden los fabricantes, y puedes conseguir los nutrientes de los cereales de fuentes mucho mejores. De hecho, tu cuerpo no necesita cereales en absoluto, por lo que no existe una cantidad diaria necesaria de ellos. ¿Sabes una cosa? Quiero subrayar esto, porque la gente suele pensar que los cereales son parte de una dieta sana. Pero NO hay ciencia que lo avale.

---

1. Para ejemplos de estudios relativos a cereales e inflamación, véase K. de Punder and L. Pruimboom, «The Dietary Intake of Wheat and Other Cereal Grains and Their Role in Inflammation», *Nutrients*, marzo de 2013, 5(3): 771-87; ncbi.nlm.nih.gov/pmc/articles/PMC3705319/

2. S. N. Mahmood y W. P. Bowe, «Diet and Acne Update: Carbohydrates Emerge as the Main Culprit», *Journal of Drugs in Dermatology,* abril de 2014, 13(4): 428-35; ddonline.com/articles/dermatology/S1545961614P0428X

Y otro golpe contra la dieta alta en carbohidratos y baja en grasas: no sólo te sobrecarga de cereales, sino que también te corta las grasas buenas.

Tu cuerpo necesita desesperadamente grasas nutritivas para construir las membranas celulares, producir hormonas y mantener el cerebro feliz y sano. Engaña a tu cuerpo con esos alimentos y estarás gordo, lento, de mal humor, arrugado y mentalmente lento.

Además, cuando no engordas lo suficiente, no consigues bastante ceramidas. Las ceramidas son moléculas de grasa de la capa superior de la piel que la dejan suave e hidratada. Por tanto, cuando te arrugas, suelen ser las ceramidas las que te faltan.

En resumen, una dieta alta en cereales y desprovista de grasas saludables inflamará tu cuerpo, estropeará tu piel, te dejará triste, enfermo, gordo y muerto de hambre, recuperando kilos como si no hubiera un mañana. Y todos los beneficios de la limpieza se irán volando.

Por suerte, la solución es fácil: ¡deja esa dieta! En su lugar, reduce los cereales, o mejor elimínalos, y dale a las grasas saludables un lugar preferente en tu dieta, junto con proteínas limpias (incluido el colágeno y el caldo de huesos), verduras sin almidón y *pequeñas raciones* de carbohidratos buenos en forma de frutas y verduras con almidón.

Así reducirás tus niveles de insulina, mantendrás el intestino fuerte, embellecerás la piel, acelerarás tu cerebro y eliminarás la inflamación. Es más, te resultará más fácil mantener los kilos que perdiste durante la limpieza.

Si eres escéptico acerca de esa última promesa, y puede que lo seas, si has vuelto a subir de peso tras una limpieza o dieta anterior, echa un vistazo a la investigación más reciente, que implica uno de los estudios más grandes jamás realizados sobre el mantenimiento del peso a largo plazo.[3]

En este experimento, los investigadores pidieron a 164 adultos que comieran una de las tres dietas de mantenimiento que se les presentaban: alta

---

3. C. B. Ebbeling *et al.*, «Effects of a Low Carbohydrate Diet on Energy Expenditure During Weight Loss Maintenance: Randomized Trial», *British Medical Journal,* noviembre 14, 2018; bmj.com/content/363 /bmj.k4583; véase también A. Pawlowski, «For Weight-Loss Maintenance, a Low Carb Diet Mayo Be Best», *Today,* 14 de noviembre de 2018, today.com/health/weight-loss-maintenance-low-carb-diet-Mayo-be-best-t142060

en carbohidratos (60 % de las calorías totales), moderada en carbohidratos (40 % de las calorías totales) o baja en carbohidratos (20 % de las calorías totales), tras terminar una dieta para bajar de peso. Los investigadores modificaron la ingesta de calorías de los participantes para mantener su peso estable y luego midieron la cantidad de energía que quemaban, siguiéndolos durante veinte semanas.

Sorprendentemente, las personas del plan bajo en carbohidratos quemaban alrededor de 250 calorías más al día que las del plan alto en carbohidratos. A las personas del grupo bajo en carbohidratos –que tenían la mayor secreción de insulina al comienzo del estudio– les fue aún mejor, y quemaron hasta 478 calorías más al día que las personas del grupo alto en carbohidratos.

Como beneficio adicional, el grupo bajo en carbohidratos tenía niveles más bajos de una hormona llamada grelina, que estimula el hambre. ¡Así que quemaron más grasa y tuvieron menos hambre!

La conclusión más importante de este estudio es que eso de «las calorías que entran son las calorías que salen» es un mito. En realidad, el tipo de calorías que se consumen es lo más importante, y son los carbohidratos (especialmente los cereales), no las grasas ni las proteínas, los que aumentan el peso. Ésa es otra gran razón para dejar esa dieta baja en grasas y de alto contenido de carbohidratos totalmente de lado

¡DALE UNA CÁLIDA BIENVENIDA AL PLAN DE ESTILO DE VIDA DE LA DRA. KELLYANN!

Ahora ya sabes qué alimentos harán que tu brillo posterior a la limpieza dure toda la vida. Sabes que quieres minimizar los carbohidratos (especialmente los cereales) y maximizar las proteínas, grasas saludables y verduras que te llenan de nutrientes adelgazantes y energéticos.

Entonces, ¿ya está? Esperad un minuto, chiquitines.

Éste es el problema. Si fueras una persona irritantemente perfecta, en realidad habríamos terminado aquí porque comerías los alimentos adecuados y punto. Pero somos perfectamente imperfectos. Y eso significa que a veces –de hecho, con bastante frecuencia– querrás comer cosas que están en la lista del «no».

Puedes intentar resistir los antojos de estos alimentos. ¿Pero sabes qué pasa cuando están prohibidos? Que los deseas con mayor intensidad y acabas por darte un atracón. En lugar de comerte un trozo de pizza o una bola de helado, te comes la pizza entera o la caja entera de helado. Y no pasa mucho tiempo hasta que los kilos regresan.

¿Por qué? *Porque te obsesionas con lo que no puedes tener.* Como dice el viejo refrán, «lo prohibido es lo deseado». Así que, por favor, no te centres en que no puedes comer pasta, o eso es exactamente lo que terminará en tu plato.

Puedes culpar de esto a una parte del cerebro llamada *sistema de activación reticular.* Así es como funciona. ¿Alguna vez has estado en la mesa y has dicho «¿Dónde está la sal?». Te levantas a buscar la sal y, mientras miras, piensas: «No encuentro la sal, no encuentro la sal, no encuentro la sal». ¿Cuál es el resultado? Que no encuentras la sal porque tu cerebro se ha centrado en no encontrarla.

Sin embargo, si te levantas de la mesa y piensas: «Voy a buscar la sal», es probable que vuelvas con ella. ¿Por qué? Porque estás centrado en encontrarla.

Del mismo modo, si centras tu atención en los alimentos «tabú», te volverás loco y acabarás atiborrándote de ellos. Esto es especialmente cierto si eres lo que se llama un «comedor restringido»: alguien que se preocupa mucho por su peso, tiende a ignorar las señales de hambre y limita religiosamente los alimentos tabú.[4] (¿Te suena de algo?).

En mi plan de estilo de vida, esto no va a suceder. Los antojos no te harán recaer porque puedes comer ese helado o esa pizza, o cualquier otra comida poco conveniente que te guste, si realmente la ansías. La permisividad es increíblemente poderosa psicológicamente.

Ahora, puede que te preguntes… ¿Cómo puede un plan, que te mantenga saludable y delgado para siempre, incluir los alimentos pecaminosos y ricos? Se trata de la regla 80/20. Así es como funciona:

---

4. J. Polivy *et al.,* «The Effect of Deprivation on Food Cravings and Eating Behavior in Restrained and Unrestrained Eaters», *International Journal of Eating Disorders,* diciembre de 2005, 38(4): 301-09; onlinelibrary.wiley.com/doi/pdf/10.1002/eat.20195

- Para las comidas del 80 %, te ceñirás a los superalimentos que te cargan con nutrientes, mantienen bajo el azúcar en sangre, combaten la inflamación y aceleran el metabolismo. Y no te preocupes: estos alimentos están muy ricos. (Te hablaré de ellos en un minuto). Además, no hay que escatimar: llenarás el plato en cada comida.
- Para las comidas del 20 %, vas a usar un poquito. Siempre que mantengas raciones razonables, puedes comer cualquier cosa que quieras en las comidas. ¿Helado de postre? Por supuesto. ¿La lasaña de mil millones de calorías de tu mamá para la cena? Venga, adelante. Como resultado, nunca dirás «jamás» a ningún alimento que te guste.
- Si te desvías de estos porcentajes y terminas aburrido, con aspecto viejo y nuevamente gordo, podrás borrar este daño rápida y fácilmente (hablo sobre esto también más adelante, *véase* la página 117).

Cuando comes de esta manera, tendrás tantos créditos en tu banco de «buena comida» que puedes hacer un poco de trampa sin pagar ningún impuesto. Me gusta decir que consigues el 100 % de los resultados con el 80 % del esfuerzo.

Así es como vivo mi propia vida y no lo haría de otra manera. Me permite experimentar alegría. Salgo a cenar, voy a cócteles y si quiero disfrutar de algo, no me someto a torturas innecesarias. Ten esto en cuenta: es lo que haces la mayor parte del tiempo lo que marcará la diferencia. Y cuando haces lo correcto la mayor parte del tiempo, todo va bien.

Ahora, echemos un vistazo más de cerca a las dos partes de este plan.

El 80 % de tus comidas

Para el 80 % de tus comidas, te ceñirás a la lista de alimentos «sí».

¡Lo bueno es que son fabulosos! Aquí están:

- Proteínas. Incluyen pescado, aves, ternera, huevos, vísceras, caldo de huesos y colágeno en polvo, que alimentarán tu cuerpo con los aminoácidos que necesita para limpiarse, repararse y embellecerse. Para asegurarte de conseguir la mayor cantidad de nutrientes y la menor cantidad de toxinas, compra carnes que no contengan nitratos, nitritos ni azúcar, y compra carne de pasto y huevos camperos cuando puedas. (Cuando no puedas, quita la piel del pollo o la grasa de la carne de vacuno porque ahí es donde se acumulan la mayoría de las toxinas).

- Grasas saludables. Incluyen mantequilla clarificada o ghee, aguacates y aceite de aguacate, olivas y aceite de oliva, coco y aceite de coco, frutos secos. (Encontrarás una lista completa en la plantilla del 80 % en la página 107). No escatimes, porque al organismo le encantan estas grasas. ¿Y recuerdas esas ceramidas de las que hablé que dan volumen a la piel? Las obtendrás de aquí.
- Verduras sin almidón. Llena el plato con ellas, cuantas más, mejor. Te darán los nutrientes y la fibra que necesitas para mantenerte delgado y sano y combatir la hinchazón.
- Pequeñas dosis de frutas y verduras con almidón. Éstas te darán un impulso adicional de energía cada vez que lo necesites. La clave es ser inteligente con el tamaño de las raciones. si te ciñes a la plantilla del 80 %, no puedes equivocarte.

PLANTILLA DEL 80 %

• •

Raciones de proteína

Una ración de carne, pescado o ave debe tener el tamaño y el grosor de la palma del mano. Una ración de huevos es todo lo que puedes coger con la mano (es decir, dos o tres para las mujeres, tres o cuatro para los hombres). Una ración de claras de huevo es el doble de la ración de huevos enteros. Cada comida debe incluir una ración de proteína.

Raciones de verduras sin almidón

Una ración de verduras sin almidón debe tener al menos el tamaño de una pelota de béisbol. Son sanísimas, así que si es posible ¡llena el plato con al menos dos o tres pelotas de béisbol!

Raciones de verduras con almidón

Una ración de verduras con almidón (como boniato, jícama, colinabo o calabaza) debe ser del tamaño de una pelota de tenis, para mujeres, y del tamaño de una pelota de béisbol para hombres. Toma estas verduras sólo cuando necesites un impulso extra de energía, por ejemplo, en los días en que hagas ejercicio fuerte.

Raciones de frutas

Una ración de fruta es la mitad de una pieza individual (media manzana, media naranja, medio plátano) o una ración del tamaño de una pelota de tenis de bayas, pomelos o frutas tropicales (aproximadamente media taza). Eso es un puñado pequeño si se cortan en cubitos. No comas más de dos raciones de fruta al día y divídelas en las comidas para separar la ingesta de azúcar.

Raciones grasas

Una ración de aceite o mantequilla clarificada es 1 cucharada.
Una ración de frutos secos, semillas, copos de coco u olivas equivale a un puñado pequeño.
Una ración de mantequilla de nueces equivale a 1 cucharada.
Una ración de aguacate equivale a ¼ o ½ aguacate.
Una ración de leche de coco equivale a $1/3$ de taza.
Una ración de semillas de chía son 4 cucharaditas.
Una ración de linaza equivale a 2 cucharadas.
Una ración de semillas de cáñamo son 2 cucharadas.

Para ayudar a que el intestino brille, quiero que incluyas alimentos probióticos y prebióticos en tus comidas con la mayor frecuencia posible. Los probióticos son alimentos fermentados que contienen bacterias saludables para repoblar el intestino; incluyen kimchi, chucrut y encurtidos. (Asegúrate de comprarlos en tarros refrigerados, porque las versiones sin frío están pasteurizadas, lo cual mata las bacterias). Los prebióticos son alimentos que actúan como fertilizantes para las bacterias intestinales; incluyen espárragos, cebollas, jícama, ajo, puerros, alcachofas y plátanos verdes.

Por cierto ¡los cócteles son un sí en tus días del 80 %! Pero asegúrate de beber de manera inteligente *(véase* la página 123).

Ahora, puede que te preguntes por qué algunos alimentos que consideras sanos no están en la categoría del 80 %. Éstas son las razones:

* Lácteos. La gran mayoría de mis pacientes descubre que los productos lácteos son inflamatorios, causan hinchazón, manchas en la piel y otros problemas. A menos que estés seguro de que tu cuerpo puede asimilarlos, evítalos porque no son muy sanos.
* Soja. Si bien los alimentos de soja se consideran saludables, la mayoría de ellos son «Frankenfoods» cargados de porquerías. También contienen sustancias que pueden afectar a la tiroides,[5] poniéndote en mayor riesgo de enfermedad tiroidea autoinmune.

   Por cierto, no es cierto que las personas de los países asiáticos, que son gente sana en general, consuman soja. Lo que hacen es añadir pequeñas cantidades de soja natural, sin procesar, a su dieta, en lugar de comer grandes cantidades de soja altamente procesada.
* Aceites de semillas. Los aceites como el de maíz, colza y girasol están muy procesados y generalmente están ya rancios cuando los compramos. Además, tienen altos niveles de ácidos grasos omega-6, inflamatorios, y niveles bajos de ácidos grasos omega-3, antinflamatorios. La margarina, que está todavía más procesada y cargada de aditivos, es aún peor.

Además de evitar estos alimentos, quiero que te alejes de alimentos con edulcorantes o aditivos artificiales. Cuando compres la comida del 80 %, asegúrate de leer las etiquetas. Si la etiqueta de un producto enumera in-

---

5. L. Tran *et al.,* «Soy Extracts Suppressed Iodine Uptake and Stimulated the Production of Autoimmunogen in Rat Thyrocytes», *Experimental Biology and Medicine,* junio de 2013, 238(6): 623-30; ncbi.nlm.nih.gov/pubmed/23918874

gredientes que no puedes ni pronunciar, déjalo en el estante. Compra comida fresca tan a menudo como puedas; cuantos menos códigos de barras terminen en el carrito, mejor. Elige marcas en las que puedas confiar; consulta mi lista de marcas recomendadas en la página de Recursos de mi sitio web en drkellyann.com/cleansebook.

Además, ten cuidado con los cereales ocultos. Aquí hay una lista de aditivos alimentarios engañosos que contienen cereales; si ves alguno de ellos en la etiqueta de un producto, no es un alimento del 80 %.

LUGARES FURTIVOS DONDE SE ESCONDEN LOS CEREALES

• •

Éstos son algunos de los ingredientes que indican que un producto, posiblemente o definitivamente, contiene gluten:

Aceite de germen de trigo
Almidón alimenticio
   modificado
Almidón de trigo
Almidón de trigo hidrolizado
Almidón vegetal
Aroma natural
Aromatizantes artificiales
Colorante de caramelo
Condimentos

Dextrina
Harina blanqueada
Malta
Maltodextrina
Hierba de trigo
Proteína de trigo
Proteína de trigo hidrolizada
Proteína vegetal
Proteina vegetal hidrolizada
   (HPP)

El maíz es otro cereal que deberás minimizar o eliminar. Éstas son algunas de sus formas furtivas:

Aromatizantes artificiales	Maicena
Alcohol de maíz	Maltodextrina
Aceite de maíz	Almidón de goma
Edulcorante de maíz	modificado
Sólidos de jarabe de maíz	MSG
Harina de maíz	Aromas naturales
Maicena	Sorbitol
Dextrina	Chicle vegetal
Dextrosa	Proteína vegetal
Almidón alimenticio	Almidón vegetal
Jarabe de maíz de alta	Goma xantana
fructosa	Xilitol

A continuación, echemos un vistazo más de cerca a los alimentos que debes consumir en tus ingestas del 80 %. Recomiendo copiar este cuadro y ponerlo en la nevera para que sea más fácil planificar las comidas.

ALIMENTOS «SÍ» PARA LAS COMIDAS DEL 80% DEL PLAN DE ESTILO DE VIDA DE LA DRA. KELLYANN

• •

Recuerda: Esta lista es para el plan de mantenimiento. En la limpieza, sigue las comidas que describo en el capítulo 4. Para conseguir una lista imprimible de los alimentos «sí» y «no» del Plan de Estilo de Vida de la Dra. Kellyann, visita la página de Recursos en mi sitio web en drkellyann.com/cleansebook.

CARNES

Ternera	Cordero	Cerdo/Jabalí
Pollo	Pavo	

Nota: Compra carne de pasto y aves de corral camperas si puedes pagarlas. De lo contrario, retira la piel del pollo y la grasa de la carne (porque ahí es donde se acumulan las toxinas). Evita el cerdo a menos que sea cerdo ibérico.

PESCADOS Y MARISCOS

Frescos o enlatados. Compra pescado o marisco salvaje si es posible, y asegúrate de que el pescado o marisco enlatado esté envasado en agua o aceite de oliva.

HUEVOS

Compra huevos camperos si es posible.

VÍSCERAS

Busca hígado orgánico.

EMBUTIDOS, BEICON Y SALCHICHAS SIN NITRITOS NI GLUTEN

Nota: Lee las etiquetas con atención y asegúrate de que no lleven azúcares ni aditivos artificiales.

VERDURAS

Acelga
Achicoria
Ajo
Alcachofas
Algas marinas
Apio
Berenjena
Berro
Bok choy
Boniato
Brócoli
Calabacín
Calabaza
Calabaza bellota
Calabaza de
    verano
Calabaza
    espagueti
Cebollas
Cebolletas
Champiñones
Chiles

Chirivías
Cilantro
Col/china
Col rizada
Col verde
Coles
Coles de
    Bruselas
Coliflor
Colinabo
Espárragos
Espinacas
Grelos
Guisantes
Hojas verdes
    (remolacha,
    berza,
    mostaza y
    hojas de
    nabo)
Jalapeños
Jícama

Judías verdes
Lechuga
Lombarda
Nabo sueco
Nabos
Ñame
Patatas blancas
Pepino
Pimientos
Puerros
Rábanos
Raíz de apio
Remolacha
Rúcula
Tirabeques
Tomates
    (incluidos los
    enlatados y
    secos)
Yuca
Zanahorias

Notas: Come verduras con almidón, como boniatos en invierno y con moderación. Añádelos al plato sólo si necesitas combustible adicional tras un entrenamiento o un día agotador.

Compra verduras orgánicas si es posible.

El maíz es un cereal y no una verdura, y no está en la lista del 80%

FRUTAS

Albaricoques
Arándanos
Calabaza
Cantalupo
Cerezas
Ciruelas
Frambuesas
Fresas
Granadas
Guayaba
Higos

Kiwi
Limas
Limones
Mandarinas
Mangos
Manzanas
Melocotones
Melón
Moras
Naranjas
Nectarinas

Papayas
Peras
Piñas
Plátanos
Pomelo
Puré de manzana
  sin azúcar
Sandía
Uvas

Nota: Compra productos orgánicos si es posible; enfatiza las bayas y las uvas, que son más bajas en azúcar que la mayoría de las frutas. Evita la fruta seca y los zumos de frutas.

GRASAS SALUDABLES

Aceite de
  aguacate
Aceite de coco
Aceite de nuez
Aceite de oliva
Aceite MCT
Aceitunas
Aguacates
Chips de coco

Coco
Ghee
  (mantequilla
  clarificada)
Leche de coco
  (enlatada,
  entera)
Mantequilla de
  almendras

Nueces
Sebo
Semillas de
  cáñamo
Semillas de chía
Semillas de
  linaza

COLÁGENO Y PROTEÍNA EN POLVO

Proteína de colágeno
Proteína de guisantes (no es
  óptima, pero está bien)

Proteína de huevo
Proteína de ternera
  hidrolizada

COMIDAS FERMENTADAS

Chucrut (refrigerado)

Encurtidos (sin pasteurizar, refrigerado)

Kéfir de coco

Kimchi (refrigerado)

CONDIMENTOS

Cacao en polvo, sin azúcar

Coco amino (para reemplazar la salsa de soja)

Encurtidos, sin azúcar y libres de sulfitos

Especias

Hierbas

Mostaza, sin gluten

Pimienta

Sal, celta o rosa del Himalaya (en lugar de sal de mesa normal)

Salsa de pescado

Salsa picante sin gluten

Vinagre

Nota: Si bien la sal de mesa común contiene yodo, también contiene aditivos que no interesan. Para conseguir un buen suministro de yodo, asegúrate de incluir algas y pescado en su dieta, o toma un suplemento que contenga yodo.

HARINAS Y ESPESANTES

Harina de almendra

Polvo de arrurruz

Harina de coco

Almidón de tapioca

Ahora, hablemos del 20 % restante o, como yo las llamo, el «polvo de hadas» de las comidas.

¿QUÉ PASA CON LAS ALUBIAS Y LAS LENTEJAS?

• •

Quizá te pregunte si las alubias y las lentejas están permitidas en el plan de estilo de vida. Bueno ¡es complicado! Ésta es un área gris porque estos alimentos contienen altos niveles de sustancias llamadas fitatos y lectinas que algunas personas no pueden digerir bien. Sin embargo, a otras personas les va estupendamente comer alubias y lentejas. Por eso digo que elijas lo que te funcione.

Personalmente, me quedo con alubias negras y lentejas, que parecen ser las menos problemáticas del grupo, añadiendo un poco a mi dieta para aumentar mi consumo de almidón resistente (*véase* la página 113). Si decides añadir alubias y lentejas a tu propia dieta, mira cómo reacciona tu cuerpo. Si te dan problemas, conviértelos en alimentos del 20 % o elimínalos por completo. Si no es así, toma pequeñas cantidades en las comidas del 80 %.

Comidas del 20 %

Varias veces a la semana puedes disfrutar de tu comida favorita, sin importar lo mala que sea ni que no esté en mi lista de comidas «sí». Todo lo que necesitas hacer es ceñirte a raciones razonables y decir no a repetir platos.

Un poco de matemáticas: el 20 % de las 21 comidas semanales equivale, aproximadamente, a cuatro comidas. Éste es el trato: puedes seguir con este plan o puedes limitarte a menos comidas de este tipo.

Cuando decidas qué camino tomar, hazte preguntas como éstas:

• ¿Cuánto peso, si te sobra, quieres perder? Si no estás en tu peso ideal, alcanzarás ese objetivo más rápido al apuntar a 90/10.

• ¿Necesitas ajustes para ponerte en forma o necesitas una revisión de salud importante? Si tienes una enfermedad autoinmune u otro problema de salud grave, es inteligente minimizar las comidas pecaminosas.

Además, debes conocer bien tu propio cuerpo. No hay dos personas iguales y lo que funciona para otro puede no funcionar para ti. Por eso quiero que juegues a los detectives cuando añadas alimentos a tu dieta. Introduce un grupo de alimentos cada vez, espera varios días antes de introducir otro y hazte preguntas como éstas:

- ¿El gluten te causa problemas? Cuando comes cereales que contienen gluten ¿experimentas hinchazón, confusión mental u otros problemas? De lo contrario, puedes volver a introducir pequeñas cantidades de ellos en tu dieta. Si te causan algún problema, elimina los cereales incluso para las comidas del 20 %.
- ¿Los cereales sin gluten tampoco te sientan bien? Si aumentas de peso con facilidad cuando comes cereales, o si te sale acné, rosácea o psoriasis, es mejor dejar de consumirlos totalmente.
- ¿Cómo respondes a los lácteos? Lo más probable es vivas mejor y estés más sano si eliminas los lácteos completamente de la dieta. Sin embargo, algunas personas los soportan bien. Prueba el queso, el yogur y la leche por separado porque hay gente que tolera una cosa uno y no la otra.

  Una advertencia: Algunas personas aún no se han dado cuenta de la relación directa entre los desagradables síntomas que están experimentando y los productos lácteos como causa directa. Por lo tanto, si tienes dolores y molestias, erupciones cutáneas, dolores de cabeza, diarreas inexplicables u otros síntomas que aún no has descubierto, convendría eliminar totalmente los lácteos para ver si mejoras.
- ¿Cómo afectan los carbohidratos a tu nivel de azúcar en sangre? Si tienes un nivel alto de azúcar en sangre, aunque no seas diabético, tienes que vigilar mucho los carbohidratos, ¡mucho cuidado con ellos! Mide tus niveles de azúcar con regularidad y averigua cuántos carbohidratos (y qué tipos de carbohidratos) tolera tu organismo. (Para más información sobre esto, véase mi artículo «Cómo medir tu nivel de azúcar en sangre» en la página de Recursos de mi sitio web en drkellyann.com/cleansebook).

Las pistas que descubras a través de tu trabajo detectivesco te ayudarán a decidir cuánto puedes pecar y qué alimentos debes rechazar en tu vida, incluso para las comidas del 20 %.

Un consejo más: trata de limitar los peores carbohidratos incluso como extras. El pan y la pasta tienen pocos nutrientes, mientras que la comida basura como bollos y pasteles, prácticamente no tienen ninguno. Las verduras y frutas con almidón son carbohidratos de alta calidad porque contienen muchos nutrientes y una buena dosis de fibra.

Por lo tanto, elige verduras con almidón en lugar de cereales y azúcar con la mayor frecuencia posible, incluso para las comidas al 20 %. Además, si decides volver a añadir cereales a tu dieta, limítate a los cereales orgánicos no transgénicos y, cuando sea posible, elige cereales antiguos, germinados o fermentados. Opta por el arroz de vez en cuando, porque cuando lo preparas de la manera correcta es una buena fuente de almidón resistente (*véase* la página 113).

¿QUÉ SON LOS CARBOHIDRATOS NETOS?

Diferentes personas pueden comer distintas cantidades de carbohidratos sin aumentar de peso ni tener problemas de azúcar en sangre. Por eso recomiendo ser inteligente sobre la cantidad de carbohidratos que el propio organismo puede manejar.

Para ello, necesitas saber qué son los carbohidratos netos, porque ése es el número que importa. Veamos por qué.

Los carbohidratos se dividen en varias categorías, que incluyen:

- ▶ Fibra
- ▶ Almidón
- ▶ Alcoholes de azúcar
- ▶ Azúcares

Verás algunos, si no todos, en las etiquetas, así como en bases de datos de nutrientes y aplicaciones como MyFitnessPal.

Lo importante es que no todas las categorías de carbohidratos afectan igual al nivel de azúcar en sangre. Por ejemplo, los almidones y los azúcares se absorben rápidamente y se convierten en glucosa, lo que generalmente causa picos de azúcar y de insulina. Eso es lo que debes evitar.

Por otro lado, la fibra y los alcoholes de azúcar se absorben lentamente, si es que se absorben. Además, se metabolizan de manera diferente, si es que se metabolizan.

Como resultado, no hacen que aumenten los niveles de azúcar en sangre ni la insulina. ¡Y eso es algo bueno!

Por consiguiente, la forma más precisa de calcular la carga de carbohidratos es considerar sólo los carbohidratos netos o la cantidad real de carbohidratos que afectarán tus niveles de azúcar en la sangre. Conocer los carbohidratos netos de los alimentos te permitirá mantenerte en el rango correcto de carbohidratos.

Vamos a ver algunos ejemplos:

Frambuesas. Las frambuesas son una excelente fuente de antioxidantes y fibra. Una ración de media taza contiene aproximadamente 7 gramos de carbohidratos. Sin embargo, 4 gramos de este total provienen de fibra dietética. Así que aquí están las matemáticas:

7 gramos (carbohidratos totales) – 4 gramos (fibra dietética) = 3 gramos (carbohidratos netos)

Espinacas. Las espinacas están repletas de vitaminas, minerales y poderosos nutrientes para mantenerte sano y delgado. A mí me gusta añadir un puñado a mis batidos de colágeno. Y afortunadamente, la mayoría de los carbohidratos (64 %) provienen de la fibra. Esto significa que puedes salirte con la tuya comiendo muchas espinacas, así como la mayoría de las otras verduras de hoja verde. El recuento neto de carbohidratos de una taza de espinacas es el siguiente:

6,75 gramos (carbohidratos totales) – 4,32 gramos (fibra dietética) = 2,43 gramos (carbohidratos netos)

Aguacate. El aguacate es uno de mis superalimentos favoritos. Lo tiene todo: grasas saludables, vitaminas, minerales, fitonutrientes y una buena dosis de fibra. Además, ¡es cremoso y delicioso! Echemos un vistazo a los números de una ración de media taza:

6,4 gramos (carbohidratos totales) − 5 gramos (fibra dietética) = 1,4 gramos (carbohidratos netos)

En pocas palabras: para conseguir una imagen completa, busca la palabra «neto» cuando sumes tus carbohidratos diarios.

Un consejo más: Echa un vistazo a los almidones resistentes

Cuando empieces con el Plan de Estilo de Vida, hay un tipo de almidón que quiero que añadas a tu dieta de manera regular. Se llama almidón resistente y es una de las tendencias más populares en alimentación saludable. Aquí está la primicia sobre qué es y por qué lo incluyo en mis propias comidas.

El almidón resistente es un tipo de almidón que se resiste a ser digerido en el intestino delgado (y eso explica su nombre). En cambio, se fermenta en el intestino grueso.

Hay cuatro tipos de almidón resistente, pero sólo tres de ellos aparecen naturalmente. Son de tipo 1 (se encuentran en cereales, semillas y legumbres), tipo 2 (que se encuentra en los plátanos verdes y las patatas crudas) y el tipo 3 (que se crea en ciertos alimentos con almidón cuando se cuecen y luego se enfrían).

Si sigues una dieta típica, ya tomas almidón resistente aunque no lo sepas. Sin embargo, muchos expertos recomiendan aumentar la ingesta. Éstas son algunas formas de beneficiarte comiendo almidón resistente:

• Como no se descompone ni se convierte en azúcar en el intestino delgado, el almidón resistente no aumenta los niveles de azúcar en sangre e insulina como lo hace el almidón no resistente. De hecho, la investigación muestra que el almidón resistente mejora la sensibilidad a la insulina[6], ayudándote a perder peso y protegiéndote contra la diabetes.

- El proceso de fermentación que descompone el almidón resistente en el intestino delgado crea moléculas beneficiosas, incluido el butirato,[7] ese ácido graso de cadena corta del que hablé en el capítulo 2, que reduce la inflamación, ayuda a quemar más grasa y combate el cáncer.
- El almidón resistente actúa como «fertilizante» para las bacterias intestinales, fomentando un microbioma sano.[8]
- Dado que tiene un alto contenido de fibra, el almidón resistente sacia, por lo que es menos probable que comas en exceso.[9]
- El almidón resistente puede mejorar los niveles de colesterol y triglicéridos.[10]

Hay formas sencillas de aumentar la ingesta de almidón resistente. Por ejemplo, las alubias y las semillas contienen un nivel significativo de almidón resistente cuando las cocinas de la forma habitual. Un plátano verde mezclado en un batido o un puñado de chips de plátano verde también te darán una buena dosis de este almidón.

Sin embargo, para conseguir los beneficios del almidón resistente de alimentos como la patata y el arroz, debes cocinarlos y dejarlos enfriar por lo menos veinticuatro horas. Cocerlos hace que el almidón se hinche y ab-

6. L. B. Bindels *et al.,* «Resistant Starch Can Improve Insulin Sensitivity Independently of the Gut Microbiota», *Microbiome,* febrero de 2017, 5(1): 12; ncbi.nlm.nih.gov/pubmed/28166818

7. D. Shen *et al.,* «Positive Effects of Resistant Starch Supplementation on Bowel Function in Healthy Adults: a Systematic Review and Meta-Analysis of Randomized Controlled Trials», *International Journal of Food Sciences and Nutrition,* marzo de 2017, 68(2): 149-57; ncbi.nlm.nih.gov/pubmed/27593182

8. X. Yang *et al.,* «Resistant Starch Regulates Gut Microbiota: Structure, Biochemistry and Cell Signaling» *Cell Physiology and Biochemistry,* 2017, 42(1): 306-18; ncbi.nlm.nih.gov/pubmed/

9. 28535508C. H. Emilien *et al.,* «Effect of Resistant Wheat Starch on Subjective Appetite and Food Intake in Healthy Adults», *Nutrition,* noviembre-diciembre de 2017: 69-74; ncbi.nlm.nih.gov/pubmed/28935147

10. J. A. Higgins, «Resistant Starch: Metabolic Effects and Potential Health Benefits», Journal of AOAC International, mayo-junio 2004, 87(3): 761-68; ncbi.nlm.nih.gov/pubmed/15287677

sorba agua, mientras que enfriarlos hace que cristalice en una forma que resiste el proceso digestivo.

La forma más fácil de usar patatas frías o arroz frío es en ensaladas. Por ejemplo, una ensalada de patata clásica con mayonesa de aguacate, o arroz mezclado con verduras y un chorrito de aceite de oliva. Por cierto, las alubias desarrollan un almidón aún más resistente cuando se enfrían, así que no las comas calientes, échalas a las ensaladas.

Sin embargo, antes de añadir almidón resistente a tu dieta, toma algunas precauciones:

• Si le diagnosticaron sobrecrecimiento bacteriano en el intestino delgado (SIBO), el almidón resistente podría empeorar la afección. Asegúrate de curar tu intestino antes de añadir este almidón a la dieta.
• Limita el almidón resistente si tienes síndrome del intestino irritable porque podrías agravar los síntomas.
• Ve lentamente. Sobrecargar el intestino con almidón resistente puede causar gases e hinchazón.
• Consigue almidón resistente de alimentos integrales, no de almidón de patata. El almidón resistente parece ser más beneficioso cuando se combina con otras fibras solubles e insolubles, y hay alguna evidencia de que el almidón resistente que se come de forma aislada, en realidad puede ser malo.

Y, como siempre, escucha tu propio cuerpo. Recuerda que cada persona, y cada organismo, es único, y lo que funciona para alguien podría sentarte mal a ti. Teniendo en cuenta mis precauciones, añade un poco de almidón resistente a tu dieta y lleva un registro de los resultados.

EN RESUMEN

Para que te resulte más fácil visualizar las comidas del 20 %, aquí hay dos muestras de diferentes pacientes míos. Jane se limita a tres comidas «poco convenientes» cada semana y le gusta reservarlas para los fines de semana, mientras que Mark toma cuatro comidas de este tipo, pero las reparte durante la semana.

Semana 80/20 de Jane

	LUN	MAR	MIER	JUE	VIER	SAB	DOM
Desayuno	Comida del 80%	Comida del 80%	Comida del 80%	Comida del 80%	Comida del 80%	Comida del 20% Huevos y alubias	Comida del 20% Tortitas
Almuerzo	Comida del 80%	Comida del 80%	Comida del 80%	Comida del 80%	Comida del 80%	Comida del 80%	Comida del 80%
Cena	Comida del 80%	Comida del 80%	Comida del 80%	Comida del 80%	Comida del 80%	Comida del 20% Pasta con gambas y tarta de choco	Comida del 80%

Semana 80/20 de Mark

	LUN	MAR	MIER	JUE	VIER	SAB	DOM
Desayuno	Comida del 80%	Comida del 80%	Comida del 80%	Comida del 80%	Comida del 80%	Comida del 80%	Comida del 80%
Almuerzo	Comida del 20% Restaurante Filete con patatas fritas	Comida del 80%	Comida del 80%	Comida del 80%	Comida del 80%	Comida del 20% Nachos, alitas de pollo y cerveza	Comida del 80%
Cena	Comida del 80%	Comida del 80%	Comida del 20% Tacos con alubias	Comida del 80%	Comida del 80%	Comida del 80%	Comida del 80%

Quizá quieras crear tu propio calendario para trazar tus comidas 80% y 20%. Es una buena manera de asegurarse de no desviarse del camino, especialmente al principio.

Bien, seamos realistas...

Ahora que te sabes las pautas del Plan de Estilo de Vida al pie de la letra, hablemos de una cosa más: lo que debes hacer si a veces te desvías muy muy *lejos* del plan.

Éste es el trato. Sé mucho de la vida porque hace un mucho tiempo que existo. Y una cosa que sé con certeza es que, de vez en cuando, metemos la pata y nos pegamos un atracón de comida. Y ese 80/20 se convierte en 60/40, 50/50 o incluso 0/100.

No puedo predecir cuándo ni por qué sucederá. Tal vez estés estresado por el trabajo. Tal vez pases por una ruptura sentimental. O quizá sea por un motivo feliz como una boda familiar, una fiesta o unas vacaciones.

Cualquiera que sea la causa, tarde o temprano, lo estropearás a lo grande. Si estás triste o estresado, vas a caer de lleno sobre unas tapas con cervecita. Si estás contento, te vas a pasar con la tarta de queso y los mojitos. De cualquier forma, cuando te quieras dar cuenta, pesarás 3 kilos más.

Cuando esto suceda, no te voy a pegar la bronca porque, si has leído el capítulo 1, sabes que yo también he pasado por lo mismo. Así que no te amargues si te caes del vagón 80/20.

Esto es lo que he aprendido de cada ganador que conozco: no dejan que los contratiempos los descorazonen. Se ponen de pie, se sacuden el polvo y siguen adelante. Y eso es lo que quiero que hagas. Recuerda que cada día es una nueva oportunidad.

Si se caes del vagón, no te deprimas y no te sientas culpable.

Por el contrario, haz uno o dos ayunos de caldo de huesos, sin comer nada más que caldo durante veinticuatro horas cada vez. (Puedes beber caldo en cualquier momento del día o de la noche mientras ayunas). Esta «minilimpieza» borrará el daño como si nunca hubiera sucedido.

Seis consejos para el éxito de tu plan de mantenimiento

He ayudado a miles de personas a mantener sus logros tras limpiezas o dietas y, en el proceso, he identificado seis de las mejores estrategias para el éxito a largo plazo. Aquí están:

1. Ten cuidado con las raciones, o, como me gusta llamarlo, «distorsión de las raciones». Si bien el organismo necesita una buena dosis de superalimentos para mantenerse fuerte y sano, no necesita ninguna sobredosis. Resiste la tentación de estirar el tamaño de las raciones, porque las pequeñas trampas se acumulan con el tiempo. Ten especial cuidado con los frutos secos porque es muy fácil meterse una lata entera de una sentada.

2. Elimina los problemas de raíz. No esperes a estar metido en una espiral descendente. En el instante en que notes que ya no te sientes como tu mejor versión, programa otra limpieza.

3. Sigue bebiendo caldo de huesos y usando colágeno todos los días. Este hábito te proporcionará un intestino sano y una piel hermosa de por vida. El caldo de huesos realmente es una comida completa que va servida en taza, y puedes beberlo solo o añadirlo a sopas, guisos o incluso cócteles. Para conseguir tu dosis de colágeno, mézclalo en batidos o sopas, o toma una taza diaria de café con colágeno.

4. No olvides las grasas saludables. Te proporcionan una piel bonita, ayudan a equilibrar las hormonas y mantienen tu metabolismo activo. No te excedas, pero tampoco escatimes.

5. Continúa llenando tus platos con verduras saludables. Esa fibra de relleno mantiene a raya los antojos, por lo que es más fácil evitar comer en exceso.

   Cuando tienes prisa, las verduras en polvo son una excelente manera de añadir una inyección rápida de nutrición a los batidos y sopas. Para conocer las marcas recomendadas de verdura en polvo, visita la página de Recursos en mi sitio web en drkellyann.com/cleansebook.

6. Cuídate bien. Cuando estás ocupado cuidando a otras personas, es fácil descuidar tus propias necesidades. Pero tú también importas. Como digo a mis pacientes, «¡Quiérete a ti mismo, caray!». Eso incluye programar tiempo todos los días para hacer ejercicio, actividades para eliminar el estrés y divertirse.

Preguntas frecuentes

Éstas son algunas de las preguntas que me hacen mis pacientes con más frecuencia sobre el Plan de Estilo de Vida de la Dra. Kellyann.

P: ¿Por qué debo limitar las frutas y las verduras con almidón?
R: Estos alimentos son excelentes en pequeñas dosis. Sin embargo, tienen un alto contenido de carbohidratos que aumentan el nivel de azúcar en sangre y hacen que el organismo libere más insulina, y queremos mantener el nivel de insulina bajo.

Por regla general, recomiendo limitar las frutas a una o dos pequeñas raciones todos los días y comer verduras con almidón sólo cuando haya trabajo duro y necesites una dosis extra de energía.

Cuando comas frutas, te recomiendo que elijas bayas o pomelos la mayor parte del tiempo. Ambos son bastante bajos en azúcar en comparación con otras frutas, y están llenas de nutrientes quemagrasas. (Sólo asegúrate de que no estás tomando ningún medicamento que le impida comer pomelo).

P: Estoy pensando en volverme vegetariano. ¿Puedo reemplazar las proteínas animales con proteínas no animales en el Plan de Estilo de Vida?
R: Sí que puedes. A continuación, te indicamos cómo hacerlo:

- Sustituye la proteína de vacuno en polvo por huevo, guisantes o cáñamo en los batidos.
- Disfruta de los huevos en muchas comidas. Además, puedes estirar la plantilla de dieta básica para incluir alubias y lentejas, edamame, kéfir y yogur de leche entera de picoteo, natto y tempeh. Asegúrate de que los productos de soja que utilices no sean transgénicos.
- Por último, sustituye el caldo de huesos por un caldo de verduras. Si eres un pescatariano, puedes sustituirlo por caldo de pescado.

Evita las alitas de pollo vegetales, las salchichas de tofu y similares. Los nutricionistas expertos los llaman «Frankenfoods» porque están tan alejados de la comida real que son prácticamente irreconocibles. Es como pensar que los Apple Jacks tienen algo que ver con las manzanas.

P: *Estoy en mi peso ideal y no quiero perder más. ¿Cómo puedo comer bien y seguir manteniendo mi peso?*

R: ¡Fácil! Simplemente añade una o dos raciones adicionales de verduras con almidón tu dieta todos los días. Ésta también es una excelente opción si eres muy activo.

P: *¿Cómo puedo seguir el plan cuando viajo?*

R: Vivo la mitad de mi vida en aeropuertos y hoteles, así que sé que puede ser un desafío comer bien cuando estás de viaje, pero con un poco de planificación, puedes hacerlo. Éstos son mis consejos favoritos:

- Lleva algunos salvavidas como caldo de huesos en polvo (puedes comprarlo *online* en mi sitio u otros) y colágeno en polvo.
- Lleva tentempiés bajos en carbohidratos, como chips de coco y nueces, para que no te sientas tentado por la comida basura de las máquinas expendedoras del aeropuerto o las estaciones.
- Si sales a comer con amigos o clientes, mira *online* los menús de los restaurantes, con anticipación. La mayoría de los restaurantes ofrecen opciones saludables o están dispuestos a hacer sustituciones. (Las ensaladas con aderezo de vinagre y aceite de oliva son una buena alternativa).
- Por último, planea comer algunas comidas pecaminosas cuando estés fuera de casa.

P: *Intenté volver a añadir lácteos a mi dieta y tienes razón: me hincho. Pero me apetece comer queso. ¿Tienes algún consejo?*

R: Primero, ten en cuenta que el queso es adictivo. Eso es porque contiene casomorfinas, que son sustancias químicas similares a la morfina que se adhieren a los mismos receptores del cerebro que los narcóticos. Por lo tanto, vas a tener ansias de queso cuando lo dejes por primera vez, pero con el tiempo, tu deseo por él se desvanecerá. No frunzas el ceño cuando lo digo eso…, prometo que se desvanecerá.

Mientras tanto, mira estos fabulosos sustitutos del queso:

- Los nuevos quesos a base de anacardos. Incluso vienen en forma líquida, que son deliciosos cuando se calientan. Si no están en tus tiendas habituales, puedes encontrarlos en Amazon. Combínalos con chips sin cereales y estarás en el cielo.

- Prueba la levadura nutricional. Sé que suena poco atractivo, pero en realidad es deliciosa, con un sabor que recuerda al queso parmesano. Además, está cargada de vitamina B. Espolvoréala sobre la verdura (y sobre las palomitas de maíz, si ése es uno de tus placeres pecaminosos).

P: Soy un picoteador por naturaleza. ¿Puedo añadir tentempiés a este plan?

R: Si puedes evitar picotear, hazlo. La investigación demuestra que picar es un callejón sin salida y que el ayuno intermitente *(véase* la página 127) es una manera mucho mejor de conseguir resultados.

He aquí por qué recomiendo romper el hábito del picoteo:

- Picotear mantiene los niveles de insulina y leptina en picos durante todo el día. Eso puede provocar resistencia a la insulina y a la leptina, lo cual aumenta la tripa y te da hambre todo el tiempo.
- El picoteo dificulta que el cuerpo elimine las toxinas. Cuando pasas de noventa minutos a dos horas sin comer, los músculos del intestino delgado generan una «ola de limpieza» que elimina las toxinas. Cuando picas todo el tiempo, desactivas esa ola.
- El picoteo puede promover la hinchazón y el estreñimiento. Tras una comida abundante, es posible que sientas la necesidad de ir al baño porque señales como la distensión del estómago le indican al tracto gastrointestinal que haga espacio para la comida que está a punto de llegar. Cuando te pasas el día picando, tu intestino no recibe esas señales y, como resultado, los intestinos se vuelven lentos.

Sé que puede ser un poco difícil dejar de picar al principio, pero cuando tomes mucho caldo de huesos, no tendrás ganas de picar y te ahorrarás las desventajas.

P: ¿Cómo conseguiré suficiente calcio si no consumo productos lácteos?

R: Lo de los lácteos y el calcio es un mito como un templo. La siguiente tabla enumera alimentos que aportan una buena dosis de este mineral. Si no puedes incorporar suficientes de ellos a tu dieta, toma pastillas de calcio como suplemento.

ALIMENTO	TAMAÑO DE LA RACIÓN	CANTIDAD DE CALCIO
Acelgas	½ taza	32 mg
Kale	½ taza	32 mg
Bok choy	½ taza	20 mg
Higos secos	½ taza	96 mg
Nabos	1 taza	80 mg
Espinacas cocidas	1 taza	240 mg
Almendras	¼ de taza	75 mg
Semillas de sésamo	1 cucharada	22 mg
Sardinas con espinas	1 taza	569 mg
Salmón con espinas	80 gr	181 mg
Naranjas	1 mediana	60 mg
Calabaza de bellota cocida	1 taza	90 mg
Rúcula	1 taza	125 mg
Brócoli	1 taza	112 mg
Okra	1 taza	77 mg
Achicoria	1 taza	40 mg
Diente de león	1 taza	80 mg
Kale	1 taza	55 mg
Kombu o kelp	1 taza	60 mg
Mostaza (hojas)	1 taza	40 mg
Berros	1 taza	188 mg
Ruibarbo	1 taza	103 mg
Zanahorias	1 taza	36 mg
Nueces	¼ de taza	28 mg
Avellanas	¼ de taza	56 mg
Nueces de Brasil	¼ de taza	53 mg

Fuentes: ucsfhealth.org/education/calcium_content_of_selected_foods/eiofbonehealth.org/calcium-calculator

P: *¿Recomiendas tomar suplementos?*

R: Sí. En particular, recomiendo estos suplementos:

- Vitamina D. Pero con una precaución: antes de tomar esta vitamina, controla tus niveles de esta vitamina. La vitamina D es, en realidad es una hormona, y puedes exagerar y alcanzar niveles tóxicos. La mayoría de la gente tiene unos niveles muy bajos, pero es inteligente verificar primero.
- Un suplemento equilibrado de ácidos grasos omega-3, 6 y 9 ayuda a mantener divinos la piel, el cerebro y las hormonas.
- Aceite MCT. Para más información sobre esto, *véase* la página 89.
- Probióticos. Te ayudarán a mantener el ecosistema de tu intestino exuberante y saludable.
- Ashwagandha. Esta hierba es un *adaptógeno* que ayuda al cuerpo a adaptarse al estrés. Es excelente para la tiroides, el azúcar en sangre y el sistema inmunitario y puede ayudarte a protegerte contra la depresión y la ansiedad.
- Natural Calm. Una dosis de este suplemento de magnesio, justo antes de acostarte, puede ayudarte a dormir como un bebé.

Además, sigue bebiendo zumos vegetales todos los días. Otra buena dieta «truco» es beber 1 litro de zumo de apio con el estómago vacío cada día porque es un limpiador increíble.

¡SALUD! UN POCO DE ALCOHOL ES BUENO

• •

Me gusta estar sana, pero también me gusta vivir y disfruto del alcohol ocasionalmente. Así que los viernes por la noche se me puede ver celebrando el final de una larga semana con un trago de vodka.

Afortunadamente, las investigaciones demuestran que si eliges beber una pequeña cantidad de alcohol, en realidad, puede ser buena para ti y para tu cintura. Vamos a ver algunos datos científicos:

▶ Los investigadores que recopilaron los datos de casi 20 000 mujeres encontraron que «en comparación con las no bebedoras, las mujeres que inicialmente tenían un peso normal y consumían una cantidad ligera o moderada de alcohol, experimentaron un menor aumento de peso y un menor riesgo de tener sobrepeso u obesidad durante 12,9 años de seguimiento».[11]

▶ En un estudio en el que participaron 108 pacientes con arteriosclerosis carótida, los investigadores pidieron a la mitad de ellos que siguieran una dieta mediterránea modificada y que hicieran ejercicio. Dentro de este grupo, la mitad de los pacientes bebían vino tinto mientras que la otra mitad evitaba el alcohol. Un segundo grupo continuó con su estilo de vida habitual, la mitad bebiendo vino tinto y la otra mitad absteniéndose. Los investigadores encontraron que una copa de vino tinto cada día tenía efectos positivos sobre el colesterol, independientemente de los cambios en la dieta y el estilo de vida.[12]

Así que sírvete una copa de vino tinto en la cena o pide un cóctel cuando salgas por ahí. Sin embargo, mantén algunas precauciones en mente.

Primero, evita exagerar. A diferencia de lo que ocurre con el consumo moderado, el consumo excesivo de alcohol puede aumentar el peso y es terrible para el hígado, la piel y el cerebro.

Recuerda también que tu capacidad para metabolizar el alcohol disminuirá a medida que envejeces, lo que significa que no

11. L. Wang *et al.*, «Alcohol Consumption, Weight Gain, and Risk of Becoming Overweight in Middle-Aged and Older Women», *Archives of Internal Medicine*, 8 de marzo de 2010, 170(5): 453-61; europepmc.org/articles/PMC2837522

12. D. W. Droste *et al.*, «A Daily Glass of Red Wine Associated with Lifestyle Changes Independently Improves Blood Lipids in Patients with Carotid Arteriosclerosis: Results from a Randomized Controlled Trial», *Nutrition Journal*, 2013; ncbi.nlm.nih.gov/pmc/articles/PMC3833853/

podrás beber como lo hacías hace una década. (Bueno, técnicamente puedes…, pero te arrepentirás luego).

Además, sé inteligente con respecto a la bebida que elijas. La cerveza está cargada de carbohidratos que van directamente a la tripa. También contiene gluten (a menos que esté específicamente etiquetado sin gluten), que puede causar inflamación. Las bebidas que contienen mezclas comerciales están repletas de azúcar, lo que aumentará tus niveles de insulina y azúcar en sangre y aumentará tu peso.

Así que evita la cerveza y los refrescos azucarados. En su lugar, busca vino o destilados y usa mezclas sanas como agua con gas o bayas machacadas. Además, véase «Una forma saludable de mezclar: recetas de cócteles con caldo de huesos y colágeno», en la página de Recursos de mi sitio web en drkellyann.com/cleansebook. ¡Salud!

Capítulo 6

MÁS FORMAS DE MANTENER TU CUERPO LIMPIO, SEXI Y SANO PARA SIEMPRE

Esta limpieza es un poderoso primer paso en tu proceso de curación, pero sólo eso: el primer paso para convertirte en el mejor «tú» que puedas ser.

Así que empieza con tu limpieza, pero no te quedes ahí. Sigue añadiendo más elementos a tu plan de cuidado personal.

Aquí están mis estrategias favoritas de curación y limpieza. Me ayudaron a recuperarme después de tocar fondo, y también pueden ayudarte a recuperar la salud y la felicidad.

HACER MINIAYUNOS

Anteriormente, hablé sobre hacer un ayuno de caldo de huesos de veinticuatro horas cada vez que empieces a sentir que tus triunfos se desvanecen. Ahora, quiero animarte a ir aún más lejos y hacer del ayuno intermitente (o, como me gusta llamarlo, miniayuno) una parte de tu modo de vida habitual. Puede parecer un desafío, pero en realidad es muy fácil de hacer y es uno de los mejores regalos que puedes darle a tu organismo.

Sé que muchos «expertos» insisten en que debemos ingerir tres comidas al día, todos los días. Otros incluso recomiendan ir comiendo durante todo el día. Pero en realidad, el cuerpo no está diseñado para comer sin parar y pagamos un alto precio por ello.

Ésta es la realidad: cuando se trata de nuestros genes, somos casi idénticos a nuestros ancestros prehistóricos. Ellos no tenían un súper en cada esquina, tenían que pasar largos períodos, a menudo días enteros, sin comer. Como resultado, nuestros cuerpos evolucionaron para usar ese tiempo libre de alimentos para descansar, repararse y rejuvenecerse. Las células con exceso de trabajo necesitan desesperadamente de ese tiempo de limpieza y curación, y el ayuno intermitente se lo proporciona.

Existe una gran cantidad de investigaciones que demuestran que el ayuno intermitente beneficia mente y cuerpo. Éstas son sólo algunas de las cosas que suceden cuando ayunas durante unas horas:

- Los niveles de la hormona del crecimiento humano (HGH) se disparan. Esta hormona de la «fuente de la juventud» adelgaza, ayuda a desarrollar músculos y huesos fuertes, e incluso aumenta la capacidad intelectual. Durante un ayuno de veinticuatro horas, la HGH aumenta un promedio de 1300 % en mujeres y casi 2000 % en hombres.[1]
- Los niveles de insulina se desploman y se empieza a revertir la resistencia a la insulina, lo que reduce el riesgo de diabetes.
- Reduce la inflamación y el estrés oxidativo (daño celular causado por moléculas destructivas).[2]
- Puede reducir el riesgo de enfermedad de Alzheimer. En un estudio de 2017, los investigadores demostraron que el ayuno intermitente mejoraba la función cognitiva y evitaba los depósitos de amiloide B (involucrado en el alzhéimer) en un modelo de la enfermedad en ratones.[3]

1. Intermountain Medical Center, «Study Finds Routine Periodic Fasting Is Good for Your Health, and Your Heart», nota de prensa, 3 de abril de 2011, eurekalert.org/pub_releases/2011-04/imc-sfr033111.php

2. K. Lee *et al.*, «Biomarkers Related to Oxidative Stress and Obesity Among Volunteers Participating in the Fasting Program», *Cancer Research,* abril de 2004, 64(7); cancerres.aacrjournals.org/content/64/7_Supplement/113.4; véase también, J. B. Johnson *et al.*, «Alternate Day Calorie Restriction Improves Clinical Findings and Reduces Markers of Oxidative Stress and Inflammation in Overweight Adults with Moderate Asthma», *Free Radical Biology & Medicine,* 1 de marzo de 2007, 42(5), 665-74; ncbi.nlm.nih.gov/pubmed/17291990/

3. J. Zhang *et al.*, «Intermittent Fasting Protects Against Alzheimer's Disease Possibly Through Restoring Aquaporin-4 Polarity», *Frontiers in Molecular Neuroscience,* 29 de noviembre de 2017; ncbi.nlm.nih.gov/pubmed/29238290

- Aumenta los niveles de factor neurotrófico derivado del cerebro (BDNF), que estimula la función cerebral y ayuda a protegerse contra la depresión.[4]

- Quemas grasa más fácilmente y reduces los antojos, lo cual permite mantenerte o eliminar los kilos de más. Además, no es necesario que ayunes durante largos períodos de tiempo para aumentar la quema de grasa. Un estudio de 2017, que involucró a hombres y mujeres con sobrepeso, encontró que la alimentación con «restricción de tiempo», en la que los participantes simplemente comían todas sus ingestas en un período de tiempo más corto (en este caso, entre las 8 de la mañana y las 2 de la tarde, todos los días), aumentaba la quema de grasa durante parte de la noche y reducía la sensación de hambre durante el día.[5]

  Y un estudio de 2018 descubrió que las personas que desayunaban noventa minutos después de lo habitual y cenaban noventa minutos antes de lo habitual, reducían la grasa corporal en casi un 2 % en el transcurso de diez semanas.[6] (Para más información al respecto, véase mi artículo «Fat Burning vs. Fat Storing Hormones» en la página de Recursos de mi sitio web en drkellyann.com/cleansebook).

- ¡Incluso se puede vivir más! Un estudio clásico demostró que las ratas que ayunaban unas cuantas horas cada día vivían un 83 % más que las ratas que no ayunaban.[7]

4. M. P. Mattson, «Energy Intake, Meal Frequency, and Health, a Neurobiological Perspective», *Annual Review of Nutrition,* 2005, 25(1), 237-60; ncbi.nlm.nih.gov/pubmed/16011467

5. Universidad de Alabama en Birmingham, «Time-Restricted Feeding Study Shows Promise in Helping People Shed Body Fat», *Science Daily,* 6 de enero de 2017; sciencedaily.com/releases/2017/01/170106113820.htm

6. E. Betuel, «When You Eat Breakfast and Dinner Could Affect Your Levels of Body Fat» *Yahoo News,* 31 de agosto de 2018; news.yahoo.com/eat-breakfast-dinner-could-affect-164200986.html

7. C. L. Goodrick *et al.,* «Effects of Intermittent Feeding upon Growth and Life Span in Rats», *Gerontology,* 1982, n.º 28, 233-41; karger.com/Article/Abstract/212538

Un estudio más reciente, de 2018, encontró que dejar de comer durante un mayor número de horas cada día, sin reducir el consumo de calorías, aumentaba la esperanza de vida de los ratones.[8]

Hay muchas formas diferentes de hacer miniayunos. Éstas son mis dos favoritas:

- Una o dos veces por semana, haz un miniayuno de caldo de huesos de veinticuatro horas. Durante este tiempo, no tomes nada más que caldo de huesos, agua, infusiones, té o café. Nada sólido.
- Sigue un plan de alimentación con restricciones de tiempo. En este enfoque, comerás todas las ingestas diarias dentro de un período de tiempo concreto, limitando dicho período, preferiblemente, a un máximo de nueve horas. Por ejemplo, si desayunas a las 8:00, dejarás de comer a las 17:00.

Sé que la palabra «ayuno» puede sonar un poco aterrador si no lo has hecho nunca. Sin embargo, tanto los miniayunos a base de caldo de huesos como las comidas restringidas en el tiempo son fáciles de hacer y no se sufre ni se pasa hambre porque siempre puedes tomar una taza de caldo para aliviar un antojo o las simples «ganas de comer». Como resultado, consigues todos los beneficios sin pasarlo mal, sin pasar hambre.

Si quieres más información, consulta el artículo «My Top Ten Tips for Intermitent Fasting» en la página de Recursos de mi sitio web en drkellyann.com/cleansebook.

Bebe agua limpia

Filtrar el agua es uno de los pasos más fáciles que puedes dar para mantener el cuerpo sano, y también es uno de los más importantes. Eso es porque

---

8. «Study, Daily Fasting Improves Health and Longevity in Male Mice», *Sci News,* 12 de septiembre de 2018; sci-news.com/medicine/daily-fasting-health-longevity-mice-06398.html

el agua que sale del grifo puede estar contaminada con todo, desde pesticidas hasta cloro y lejía.

Además, aunque no quiero asustarte, muchos medicamentos terminan en el sistema de alcantarillado y luego en el agua potable. Entre los medicamentos que actualmente contaminan el agua del grifo en las principales ciudades de EE. UU. se encuentran los destinados al asma, las hormonas sexuales, los antibióticos, los medicamentos anticonvulsivos, los analgésicos y los tranquilizantes.[9]

Afortunadamente, es fácil limpiar el agua. Un sistema de filtración para toda la casa es el método más eficaz, pero si tu bolsillo no te lo permite, pon filtros en los grifos. Si realmente tienes que mirar por cada euro, al menos usa una jarra de filtración de agua para el agua potable.

Además, evita el agua embotellada siempre que puedas. Cuando el Environmental Working Group analizó diez marcas importantes de agua embotellada, encontraron contaminantes en todas y cada una de ellas, desde contaminantes radiactivos hasta arsénico y bacterias dañinas.[10] Es más, los químicos que alteran las hormonas pueden filtrarse de las botellas de plástico al agua. La solución más sencilla es invertir unos euros en una botella de agua de acero inoxidable y llenarla con agua filtrada. Garantizará que la agua esté impecablemente limpia y, como beneficio adicional, te permitirá ahorrar mucho dinero con el tiempo.

TIENDE A LO ECOLÓGICO (SIN ARRUINARTE)

Si bien me encantan las frutas y verduras, no me apetece nada meterme una dosis de pesticidas y herbicidas habituales en los productos no orgánicos. La muestra promedio de fresas no ecológicas analizadas por el Environmental Working Group, por ejemplo, dio positivo en más de siete pesti-

9. J. Donn *et al.*, «Pharmaceuticals Lurking in U.S. Drinking Water» *NBC News*, 10 de marzo de 2008; nbcnews.com/id/23503485/ns/health-health_care/t/pharmaceuticals-lurking-us-drinking-water/#.XCaJzVxKi70

10. Environmental Working Group, «Bottled Water Quality Investigation» 15 de octubre de 2008; ewg.org/research/bottled-water-quality-investigation/test-results-chemicals-bottled-water

cidas diferentes, ¡y algunas muestras dieron positivo en más de veinte![11] (Espeluznante ¿verdad?).

Los pesticidas y herbicidas pueden alterar las hormonas, el sistema nervioso y el sistema inmunitario, e incluso aumentar la riesgo de cáncer.[12] Un estudio reciente encontró que las personas que consumían alimentos ecológicos tenían un 25 % menos de probabilidades de desarrollar cáncer que las personas no los comen, e incluso los participantes que consumían una dieta que de otra manera no sería tan saludable, redujeron el riesgo de cáncer al optar por alimentos orgánicos.[13]

Existe una forma obvia de mantener los pesticidas y herbicidas fuera del organismo: cambia los productos normales por ecológicos. Sin embargo, si tienes un presupuesto ajustado, lo *ecológico* puede traducirse en *carísimo*. Pero tengo buenas noticias para ti: No es necesario que lo compres todo ecológico. Opta por lo orgánico cuando más te interese. Para ello, usa las listas Dirty Dozen (la docena sucia) y Clean 15 (los 15 limpios) del Environmental Working Group como guía. Así son las últimas listas:

La docena contaminada

La forman alimentos muy contaminados, así que compra variedades orgánicas si es posible:

1. Fresas
2. Espinacas
3. Col rizada
4. Nectarinas
5. Manzanas
6. Uvas
7. Melocotones
8. Cerezas
9. Peras
10. Tomates
11. Apio
12. Patatas

---

11. S. Lunder, «Pesticides + Poison Gasses = Cheap, Year-Round Strawberries», Environmental Working Group, 10 de abril de 2018; ewg.org/foodnews/strawberries.php

12. «Eat the Peach, Not the Pesticide», *Consumer Reports,* 19 de marzo de 2015; consumerreports.org/cro/health/natural-health/pesticides/index.htm

13. S. Scutti, «You Can Cut Your Cancer Risk by Eating Organic, a New Study Says», *CNN,* 22 de octubre de 2018; cnn.com/2018/10/22/health/organic-food-cancer-study/index.html

Los 15 limpios

Éstos son los tipos de productos menos contaminados, por lo que puedes estar bastante seguro comprando versiones no orgánicas:

1. Aguacates
2. Maíz
3. Piñas
4. Guisantes congelados
5. Cebollas
6. Papayas
7. Berenjenas
8. Espárragos
9. Kiwis
10. Coles
11. Coliflor
12. Melón cantalupo
13. Brócoli
14. Champiñones
15. Melón amarillo

Además de optar por productos orgánicos cuando compres frutas y verduras de la docena contaminada, elige hierbas ecológicas cuando estén disponibles. Aún mejor, considera cultivar tus propias hierbas. Cuando el romero y la albahaca provienen de la propia maceta, sabes exactamente lo que hay en ellos (y lo que no hay).

¡COME ALIMENTOS DE PROXIMIDAD!

Comer frutas y verduras cultivadas cerca de tu casa es una gran tendencia en este momento, y me encanta que así sea. Eso es porque ser localista es una práctica saludable.

Una razón es que a frutas y verduras no les conviene viajar muy lejos. Esto es muy importante en lo que respecta al valor nutricional porque el contenido de nutrientes de los productos comienza a disminuir inmediatamente después de la cosecha y continúa disminuyendo con el tiempo. Cuanto más lejos viaje un tomate o manzana, menos nutritivo será.

Además, los alimentos importados suelen provenir de países donde el uso de pesticidas no está estrictamente regulado. En algunos casos, se utilizan pesticidas que están prohibidos en nuestros países. Allí pueden estar presentes niveles más altos de metales pesados en el suelo y rociarse con productos químicos nocivos, únicamente para conservarlos mientras están en tránsito.

Así que compra productos locales siempre que puedas. En particular, compra en mercados de agricultores, donde conocerás a la gente que cultiva lo que te vas a comer.

COMPRA CARNE DE PASTOREO Y HUEVOS CAMPEROS SIEMPRE QUE PUEDAS

Las vacas y los pollos deben pastar y picotear felices en los campos verdes, no pasarse la vida en granjas industriales abarrotadas de individuos y recibiendo sobredosis de antibióticos. Lo que es bueno para ellos también es bueno para nosotros, porque la carne de los animales que pastan libres y los huevos camperos tienen muchos más nutrientes que los de las granjas industriales. Por ejemplo:

- La carne de vacuno de pastoreo es más rica en ácido linoleico conjugado, un poderoso combatiente del cáncer y constructor de masa muscular.[14]
- Los huevos camperos contienen más ácidos grasos omega-3, que suavizan la piel y protegen el cerebro, que los huevos de las granjas industriales. Además, son más altos en vitamina E. Un estudio que comparó gallinas enjauladas con gallinas de corral encontró que la cantidad de vitamina E en las yemas de los huevos de gallinas de corral era aproximadamente el doble que la cantidad en las yemas de huevos de gallinas enjauladas.[15]
- Las aves de corral tienen más vitamina E que las aves de corral de granjas industriales, así como una proporción mucho mayor de ácidos grasos omega-3, antiinflamatorios, y ácidos grasos omega-6, inflamatorios.

---

14. «Beef Feeding Research Studies Pasture Vs. Grain», *Science Daily*, 7 de abril de 2005; sciencedaily.com/releases/2005/03/050329125520.htm

15. H. D. Karsten *et al.*, «Vitamins A, E and Fatty Acid Composition of the Eggs of Caged Hens and Pastured Hens», *Renewable Agriculture and Food Systems,* marzo de 2010, 25(1), 45-54; cambridge.org/core/journals/renewable-agriculture-and-food-systems/article/vitamins-a-e-and-fatty-acid-composition-of-the-eggs-of-caged-hens-and-pastured-hens/552BA04E5A9E3CD7E49E405B339ECA32

Además, si bien los animales de pastoreo prácticamente no reciben antibióticos, es mucho menos probable que su carne contenga bacterias peligrosas en comparación con la carne de granjas industriales. Esto es lo que concluyó una investigación de *Consumer Reports*:[16]

Uno de los hallazgos más importantes de nuestra investigación es que la carne de vacas criadas de manera convencional tenía más probabilidades de tener bacterias en general, así como bacterias resistentes a los antibióticos, que la carne de vacas criadas de manera sostenible [vacas criadas sin antibióticos y preferiblemente alimentadas con pasto orgánico]. Encontramos un tipo de bacteria *S. aureus* resistente a los antibióticos, llamada MRSA (*Staphylococcus aureus* resistente a la meticilina), que mata a unas 11 000 personas en EE. UU. cada año, en tres muestras convencionales (y ninguna en muestras sostenibles). Y el 18 % de las muestras de carne de vacuno convencional estaban contaminadas con superbacterias –bacterias peligrosas resistentes a tres o más clases de antibióticos– en comparación con sólo el 9 % de las muestras de carne de vacuno que se produjeron de manera sostenible. Sabemos que los métodos sostenibles son mejores para el medio ambiente y más dignos para los animales. Y nuestras pruebas también demuestran que estos métodos pueden producir carne picada con menos riesgos para la salud pública.

Sé que la carne, las aves y los huevos de pastoreo son un poco más caros que los de granjas industriales, pero la salud lo vale, ¿no es así? Además, algunos cortes de carne de pastoreo, por ejemplo, carne picada de vacuno y los muslos de pollo, son bastante baratos, y los huevos de pastoreo sólo cuestan unos pocos céntimos más por docena. Puedes ahorrar aún más dinero comprando directamente a los agricultores y ganaderos del área; para localizarlos, ve a eatwild.com.

---

16. A. Rock, «How Safe Is Your Ground Beef?», *Consumer Reports*, 21 de diciembre de 2015; consumerreports.org/cro/food/how-safeis-your-ground-beef

UNAS PALABRAS SOBRE EL PESCADO

Últimamente ha habido mucha preocupación por el mercurio en el pescado capturado en el mar. Sin embargo, el pescado, especialmente el pescado azul, es increíblemente bueno para la salud. El pescado azul es una gran fuente de ácidos grasos omega-3 y es rico en algunos nutrientes (por ejemplo, yodo y selenio) que pueden ser difíciles de conseguir en otros alimentos.

Mi consejo: aléjate de los tipos de pescado que tienen un mayor contenido de mercurio, especialmente si estás embarazada. Éstos incluyen caballa, marlín, emperador, tiburón, pez espada, panga y atún patudo. En su lugar, opta por almejas, bacalao, cangrejo, platija, merlán, langosta, ostras, perca, abadejo, salmón, sardinas, vieiras, sábalo, gambas, lenguado, calamar, tilapia, trucha de agua dulce y atún claro enlatado.

Además, elige pescado salvaje si puedes. Tiene más nutrientes y menos grasa que el pescado de piscifactoría y no está contaminado con antibióticos.

DESHAZTE EL MAQUILLAJE, LOS PRODUCTOS PARA EL CUIDADO DE LA PIEL Y LOS LIMPIADORES DOMÉSTICOS «SUCIOS»

Recuerda esta simple regla: lo que te pones en la piel te entra en la piel. Eso significa que los químicos de cualquier producto que te toque la piel, desde el brillo de labios hasta el suavizante de la ropa, pueden entrar en el torrente sanguíneo. Y no te creerías algunas de las cosas peligrosas que los fabricantes ponen en dichos productos.

Empecemos por el maquillaje. Ahora sé que estoy pisando un terreno sagrado. Créeme, a mí me encanta mi pintalabios y mi crema hidratante tanto como a ti te gustan los tuyos. Y como tú, tengo mis marcas favoritas que he usado durante años y años. En la actualidad, sin embargo, estoy tachando muchos de esos viejos favoritos de mi lista. Y eso es porque ahora conozco la sucia verdad sobre lo que contienen. Muchos cosméticos y productos para el cuidado de la piel contienen teflón, por ejemplo. Sí, estoy hablando del mismo recubrimiento tóxico que se usa para las sartenes antiadherentes y que está relacionado con el cáncer y la enfermedad de la tiroides. Recientemente, apareció en sesenta y seis tipos de maquillaje y productos para el cuidado de la piel testados por el Environmental Working Group.

Luego están los ftalatos y los parabenos, dos tipos de disruptores hormonales que pueden aumentar el riesgo de cáncer de mama y problemas reproductivos. Son comunes en cosméticos, lociones, jabones corporales y esmaltes de uñas. Y hablando de esmaltes de uñas, muchas marcas contienen aldehído, un cancerígeno conocido, y tolueno, una toxina que puede afectar a los fetos.

Es muy probable que el desodorante también esté lleno de toxinas. Puede contener aluminio, parabenos y propilenglicol (un ingrediente del anticongelante). También puede contener dos productos químicos llamados TEA y DEA, que han sido prohibidos en Europa porque son cancerígenos conocidos.

Y no me hagas empezar con los detergentes, suavizantes de ropa y esos aromas que rocías para enmascarar el olor del perro. Si quieres saber qué contienen, búscalo en Google y prepárate para el horror. No intento asustarte. Quiero inspirarte a entrar en acción buscar productos para el cuidado de la piel, limpiadores domésticos y maquillajes «verdes». Veamos algunas formas de hacerlo:

- Busca productos sin perfumes. Muchos de los ingredientes más tóxicos de los cosméticos, cremas y limpiadores van en las fragancias.
- Mira la base de datos Skin Deep del Environmental Working Group para encontrar marcas limpias de maquillaje y consulta la Guía de limpieza saludable para conocer la historia interna de los productos de limpieza buenos y malos.
- Cambia a productos más limpios, sin vaciar el monedero, siguiendo mi plan de intercambio semanal. Aproximadamente cada semana, se-

gún te vayas quedando sin algún producto «sucio», reemplázalo por una versión más limpia. Cuando compres productos sanos de uno en uno, es más fácil no arruinarse en el intento.

- Sé más natural. Refresca el aire con aceites esenciales, limpia las superficies grasas con vinagre o limón y refresca alfombras con bicarbonato de sodio.

Haz entrenamientos con intervalos de alta intensidad (EIAI) y levanta pesas

El ejercicio es bueno para ti, pero ¿sabías que es el medicamento antiedad más eficaz del mundo? Es un hecho: hacer ejercicio puede hacerte más joven a nivel celular. Si te suena demasiado bonito para ser verdad, mira los resultados de un estudio reciente.[17] En él, los investigadores analizaron los telómeros de casi 6000 personas. Los telómeros son las tapas de los extremos de los cromosomas (ya hablé de ellos en el capítulo 2), y a medida que envejecen, se vuelven más y más cortos, lo cual te pone en mayor riesgo de morir o desarrollar enfermedades relacionadas con la edad.

En este estudio, después de ajustarlo mediante una serie de factores como el tabaquismo, la obesidad y el consumo de alcohol, los investigadores encontraron que las personas que se ejercitaban más tenían telómeros mucho más largos que las personas sedentarias. De hecho, ¡la diferencia ascendió a unos nueve años de envejecimiento celular! Larry Tucker, uno de los científicos involucrados en el estudio, comentó: «Todos conocemos a personas que parecen más jóvenes que la edad real. Sabemos que el ejercicio puede ayudar a conseguirlo, y ahora sabemos que parte de ello puede deberse al efecto en nuestros telómeros».

Otros investigadores están descubriendo efectos aún más desafiantes de la actividad física. En un estudio, los científicos compararon a 125 ciclistas aficionados con personas que no hacían ejercicio con regularidad. Si bien los ciclistas tenían cincuenta y cinco años o más, tenían la masa muscular y los niveles de colesterol de personas décadas más jóvenes, y el siste-

---

17. A. MacMillan, «Exercise Makes You Younger at the Cellular Level», *Time*, 15 de mayo de 2017; time.com/4776345/exercise-aging-telomeres/

ma inmunitario también se parecía al de los jóvenes. Además, los ciclistas masculinos tenían niveles de testosterona similares a los de los hombres más jóvenes.[18]

Todo ejercicio es bueno, pero algunas formas son mejores. Dos de las mejores son el entrenamiento con intervalos de alta intensidad (EIAI) y el entrenamiento de resistencia con pesas. He aquí por qué espero que los introduzcas en tu rutina de ejercicios.

EIAI

En los entrenamientos EIAI, alternas intervalos de ejercicio de alta y baja intensidad. Por ejemplo, puedes correr lo más rápido que puedas en la bici estática durante veinte segundos y luego pedalear tranquilamente durante un minuto, repitiendo dichos intervalos varias veces.

El EIAI aumenta los niveles de hormona del crecimiento, la hormona antienvejecimiento de la que hablé un poco antes, hasta en un 450 %.[19] Además, hace que las células produzcan más proteínas para las mitocondrias (las «plantas de energía» de las células), retrasando el proceso de envejecimiento. En un estudio, los investigadores compararon deportistas jóvenes y mayores con un grupo de sedentarios. Descubrieron que los participantes más jóvenes que hacían EIAI tenían un aumento del 49 % en la capacidad mitocondrial, mientras que los participantes mayores tenían un aumento tonificante del 69 %.[20]

18. R. D. Pollock *et al.*, «Properties of the Vastus Lateralis Muscle in Relation to Age and Physiological Function in Master Cyclists Aged 55-79 Years», *Aging Cell*, abril 2018, 17(2), e12735; onlinelibrary.wiley.com/doi/full/10.1111/acel.12735; N. A. Duggal *et al.*, «Major Features of Immunesenescence, Including Thymic Atrophy, Are Ameliorated by High Levels of Physical Activity in Adulthood», *Aging Cell*, abril de 2018, 17(2), e12750; onlinelibrary.wiley.com/doi/full/10.1111/acel.12750; y «A Lifetime of Regular Exercise Slows Down Aging, Study Finds» Science Daily, 8 de Marzo de 2018; sciencedaily.com/releases/2018/03/180308143123.htm

19. K. A. Stokes *et al.*, «The Time Course of the Human Growth Hormone Response to a 6 S and a 30 S Cycle Ergometer Sprint», *Journal of Sports Science*, junio 2002, 20(6), 487-94; ncbi.nlm.nih.gov/pubmed/12137178

20. «How Exercise –Interval Training in Particular– Helps Your Mitochondria Stave Off Old Age», *Science Daily*, 7 de marzo de 2017; sciencedaily.com/releases/2017/03/170307155214.htm

Es más, el EIAI quema grasa a lo bestia. Los investigadores que analizaron los efectos del EIAI que involucran carreras de bici, encontraron que provoca la liberación de altos niveles de un grupo de hormonas llamadas catecolaminas, que impulsan la desaparición de grasa abdominal.[21]

Entrenamiento de resistencia

En el entrenamiento de resistencia se usan pesas, bandas elásticas o el peso del propio cuerpo para trabajar los músculos contra la resistencia. El entrenamiento de resistencia, en realidad, crea desgarros microscópicos en los músculos, y cuando el cuerpo repara estos desgarros, los músculos se vuelven más fuertes.

Las investigaciones muestran que el entrenamiento de resistencia es una de las mejores estrategias que se pueden utilizar para combatir el envejecimiento. En un estudio, por ejemplo, los investigadores tomaron biopsias musculares de participantes jóvenes y mayores, hicieron que entrenasen en resistencia durante veintiséis semanas y luego tomaron nuevas biopsias musculares. Sorprendentemente, toda una serie de genes asociados con el envejecimiento habían revertido la expresión tanto en los participantes jóvenes como en los mayores, lo que significa que estas personas no sólo ralentizaron el proceso de envejecimiento, ¡sino que empezaron a revertirlo![22] No sé tú, pero estoy *totalmente* a favor de todo lo que haga retroceder el reloj de esa manera.

21. N. Phillips, «Forget the Jog Slog and Fit in a Sprint for Maximum Weight Loss Results», *Sydney Morning Herald,* 29 de junio de 2012; smh.com.au/lifestyle/forget-the-jog-slog-and-fit-in-a-sprint-for-maximum-weight-loss-results-20120628-215a4.html

22. S. Melov *et al.,* «Resistance Exercise Reverses Aging in Human Skeletal Muscle», PLoS ONE, 2007, 2(5), e465; journals.plos.org/plosone/article/comments?id=10.1371/journal.pone.0000465; véase también L. Kravitz, «Yes, Resistance Training Can Reverse the Aging Process», Universidad de Nuevo México; unm.edu/~lkravitz/Article%20folder/ageresistUNM.html

¿QUIERES MÁS BENEFICIOS DE LOS ENTRENAMIENTOS?

• •

Hay un truco que los atletas profesionales usan para mantenerse delgados y tonificados: haz ejercicio mientras ayunas, bastante después de una comida. Aproximadamente seis horas después de comer, el cuerpo entra en estado de ayuno. Cuando esto sucede, quemas el azúcar almacenado y luego empiezas a descomponer la grasa y a convertirla en cuerpos cetónicos como combustible. En otras palabras, empiezas a quemar grasa en lugar de azúcar para conseguir energía. Cuando haces ejercicio en este estado de ayuno, eliminas la grasa. De hecho, las investigaciones muestran que si te ejercitas antes de desayunar en lugar de después, puedes quemar casi un 20 % más de grasa.[23]

Dormir lo suficiente

Sí, lo sé. Cuando la lista de cosas por hacer es de diez kilómetros de larga, dormir lo suficiente parece un sueño imposible (y no es un juego de palabras). Pero si puedes añadir una media hora más a tu sueño nocturno, hará maravillas por ti.

Éstas son algunas razones para no quedarse corto en el sueño:

• Un estudio en el que participaron más de 1600 adultos encontró que las personas que dormían seis horas por noche tenían más grasa abdominal que las que dormían nueve horas. Además, pesaban más y tenían niveles más bajos de colesterol HDL (el «bueno» para el corazón).[24]

---

23. «Lose Fat Faster Before Breakfast», *Science News*, 24 de enero de 2013; sciencedaily.com/releases/2013/01/130124091425.htm
24. «Insufficient Sleep Could Be Adding to Your Waistline» Universidad de Leeds, 28 de julio de 2017; leeds.ac.uk/news/article/4079/insufficient_sleep_could_be_adding_to_your_waistline

- Otro estudio reveló que restringir el sueño de jóvenes sanos durante cuatro noches disminuyó la sensibilidad de las células grasas a la insulina en un 30 %, lo que llevó a niveles que se ven en personas obesas o diabéticas. Uno de los investigadores comentó: «Eso es el equivalente a envejecer metabólicamente de diez a veinte años en sólo cuatro noches de restricción parcial del sueño. Las células grasas necesitan dormir y, cuando no duermen lo suficiente, se aturden metabólicamente».[25]
- Otra investigación indica que la falta de sueño está asociada con un mayor riesgo de cáncer colorrectal, demencia, depresión, ansiedad y enfermedades cardíacas.[26]

Por lo tanto, apaga la tele y deja de hacer tareas para acostarte pronto. Además, prueba estos consejos para mejorar el sueño:

- Cíñete lo más posible a un horario constante para irte a dormir.
- Apaga los dispositivos al menos una hora antes de acostarte, o usa gafas que bloqueen la luz azul (*véase* la siguiente sección) cuando los mires.
- Mantén la temperatura ambiente cómodamente fresca.
- Usa un ventilador o ruido blanco para enmascarar los sonidos molestos y usa cortinas opacas para mantener la habitación lo más oscura posible.
- Por la noche, mucho antes de acostarte, escribe un diario sobre los problemas y sus posibles soluciones. Resolver las cosas antes de acostarse puede ayudar a evitar esas preocupaciones que te mantienen despierto a las 2 de la mañana.

Además, si crees que podrías sufrir apnea del sueño, hazte la prueba. La apnea del sueño no tratada es un factor de riesgo importante de obesidad, diabetes, enfermedades cardíacas y depresión.

---

25. A. Gardner, «Too Little Sleep Mayoo Fuel Insulin Resistance», CNN, 16 de octubre de 2010; cnn.com/2012/10/15/health/sleep-insulin-resistance/index.html

26. «The Effects of Sleep Deprivation» Johns Hopkins Medicine; hopkinsmedicine. org/health/healthy-sleep/health-risks/the-effects-of-sleep-deprivation

Usa gafas de luz azul por la noche o cuando utilices dispositivos electrónicos

No todas las luces son iguales, y la luz azul, que ayuda a regular el ritmo circadiano durante el día, cuando estás fuera, puede alterar mucho los relojes internos del cuerpo si estás mirando la pantalla de un ordenador todo el día o pegado al móvil por la noche. Eso se debe a que la luz azul de estos dispositivos suprime la producción de melatonina, una hormona crucial para regular la ciclo día-noche.

En un estudio, los investigadores compararon los efectos de seis horas y media de exposición a la luz azul con la misma cantidad de exposición a la luz verde. La luz azul suprimía la melatonina aproximadamente el doble que la luz verde y cambiaba los ritmos circadianos el doble (tres horas en comparación con una hora y media).[27]

Afortunadamente, hay una solución simple: usa gafas que bloqueen el azul cuando estés usando el ordenador u otros dispositivos, especialmente por la noche. Y si eres *fashionista,* no te preocupes: mientras que las primeras versiones de las gafas de bloqueo eran más feas que un pecado, las nuevas son chulísimas.

Practica la meditación mindful

Soy fan absoluta de la meditación y puedo decir que no tomármela en serio fue uno de los grandes errores que me llevaron a la crisis de que tuve en el avión. Aprendí la lección y ahora saco tiempo para meditar sin importar lo ocupada que esté. Eso es porque aprecio el poder de la conexión entre la mente y el cuerpo y sé que, para mantener el cuerpo sano, necesito tener la mente sana.

Si no haces meditación, espero que empieces a programar de quince a treinta minutos, por lo menos, dos o tres veces por semana para empezar a hacerlo. Éstas son algunas de las cosas que hace la meditación hará por ti:

---

27. «Blue Light Has a Dark Side», *Harvard Health Letter,* 13 de agosto de 2018; health. harvard.edu/staying-healthy/blue-light-has-a-dark-side

- Disminuye los niveles de cortisol, la hormona del estrés.[28]
- Reduce la actividad de los genes asociados con la inflamación.[29]
- Está asociada con cambios beneficiosos en las regiones del cerebro involucradas en el aprendizaje, la memoria y la regulación de las emociones.[30]
- Reduce el dolor.[31]
- Cuando se combina con un programa que incluya yoga y otras actividades que promuevan la atención plena, es tan eficaz como los medicamentos antidepresivos para prevenir la recurrencia de la depresión.[32]

Además, la meditación consciente es sencilla. Así es como se hace:

- Encuentra un lugar tranquilo donde no te interrumpan.
- Ponte en una posición cómoda en una silla o en el suelo. Apoya las manos en los muslos y cierra los ojos.
- Observa cómo te sientes. ¿Tienes frío o calor? ¿Estás cómodo o tenso? ¿Enérgico o cansado? Además, observa si te molesta la ropa en la piel.
- Sintoniza con el entorno. ¿Qué oyes? ¿Qué hueles?
- Deja que la mente divague donde quiera. Al principio, probablemente se disparará en todas las direcciones, ampliando todas las preocupa-

28. T. L. Jacobs *et al.*, «Self-Reported Mindfulness and Cortisol During a Shamatha Meditation Retreat», *Health Psychology,* octubre de 2013, 32(10), 1104-09; ncbi. nlm.nih.gov/pubmed/23527522

29. J. Marchant, «Mindfulness and Meditation Dampen Down Inflammation Genes», *New Scientist,* 16 de junio de 2017; newscientist.com/article/2137595-mindfulness-and-meditation-dampen-down-inflammation-genes/

30. B. K. Hölzel *et al.*, «Mindfulness Practice Leads to Increases in Regional Brain Gray Matter Density», *Psychiatry Research, Neuroimaging,* 30 de enero de 2011, 191(1), 36-43; sciencedirect.com/science/article/pii/S092549271000288X

31. F. Zeidan *et al.*, «Mindfulness-Meditation-Based Pain Relief Is Not Mediated by Endogenous Opioids», *Journal of Neuroscience,* 16 de marzo de 2016, 36(11), 3391-97; ncbi.nlm.nih.gov/pmc/articles/PMC4792946/

32. S. Lu, «Mindfulness Holds Promise for Treating Depression», *Monitor on Psychology,* American Psychological Association, marzo de 2015; apa.org/monitor/2015/03/cover-mindfulness.aspx

ciones. No intentes detenerla. Examina cada pensamiento sin juzgarlo y luego déjalo ir con suavidad.

- Concéntrate en la respiración. Inspira profundamente, como si tu abdomen fuera un globo que estás llenando de aire. Luego, suelta lentamente cada respiración. Cuando la mente divague, reconoce los pensamientos y libéralos, y luego vuelve a centrar tu atención en la respiración.
- Intenta decir una palabra o un sonido tranquilizador mientras espiras.

Si bien no es difícil, la meditación consciente es una habilidad y se vuelve más fácil con la práctica. Al principio, es posible que tengas problemas para *estar*. Sé paciente y lo dominarás.

PRACTICA LA RESPIRACIÓN PROFUNDA

Cuando estás estresado, tiendes a respirar superficialmente. Esto puede crearte ansiedad, lo que te hace respirar menos profundamente, iniciando un ciclo vicioso. La respiración superficial también evita que el aire viciado salga de los pulmones.

Por el contrario, la respiración profunda, también llamada *respiración abdominal* o *respiración primaria,* desencadena una respuesta de relajación en el cuerpo. Esta respuesta, en realidad, *altera la expresión de los genes* de manera que reducen la inflamación, mejoran el metabolismo y disminuyen los niveles de insulina. Además, la respiración profunda aclara la mente, reduce la presión arterial, ayuda a eliminar las toxinas del sistema y fortalece el sistema inmunitario.

Puedes practicar la respiración profunda en cualquier momento y en cualquier lugar; a mí me gusta hacerlo para relajarme antes de hacer una entrevista o salir en televisión, y es fácil.

A continuación, te indico cómo hacerlo:

- Ponte en una posición cómoda.
- Inspira profundamente por la nariz mientras cuentas hasta cinco. Asegúrate de respirar «con el abdomen», expandiéndolo tanto como

sea posible. Puede ser útil visualizar la tripa hinchándose como un globo.

- Haz una pausa para contar hasta dos y luego espira por la boca. En lugar de expulsar el aire, libéralo lentamente contando hasta cinco, tirando del ombligo hacia la columna. Haz una pausa de dos segundos antes de inspirar nuevamente.
- Si quieres, di una palabra o sílaba tranquilizadora cada vez que espiras.
- Repite las respiraciones profundas unas diez veces, y sentirás que la respuesta de relajación se activa.

Practica la respiración profunda al menos un par de veces al día para que se convierta en un hábito. Además, utilízala para calmarte antes de eventos estresantes como una entrevista de trabajo.

IR A LA SAUNA

Todas las semanas, durante mi recuperación, programé una sauna y ahora saco tiempo para ir cada vez que tengo oportunidad. Eso es porque las saunas no sólo son relajantes, sino que también son una potente medicina, y éste es el motivo:

Primero, si estás intentando controlar el estrés, tomar un sauna reducirá los niveles de cortisol, la hormona del estrés.[33] Además de aliviar la ansiedad, te ayudará a perder el «flotador de cortisol» que se forma en la tripa cuando se está crónicamente estresado.

Además, las saunas pueden ayudarte a eliminar las toxinas. Si bien el hígado y los riñones son los órganos responsables principalmente de la desintoxicación del cuerpo, las investigaciones demuestran que la transpiración también puede ayudar a eliminar el arsénico, el cadmio, el plomo y

---

33. C. Tomiyama *et al.*, «The Effect of Repetitive Mild Hyperthermia on Body Temperature, the Autonomic Nervous System, and Innate and Adaptive Immunity», *Biomedical Research,* 2015, 36(2), 135-42; jstage.jst.go.jp/article/biomedres/36/2/36_135/_pdf/-char/en

el mercurio del organismo.[34] Igualmente, la sudoración puede ayudarte a deshacerte del aditivo plástico tóxico BPA.[35]

Las saunas también pueden reducir la presión arterial,[36] y su uso prolongado puede reducir los niveles de proteína C reactiva, un marcador de inflamación.[37] Si tienes diabetes tipo 2 o prediabetes, tienes otra buena razón para tomar saunas regularmente: pueden reducir los niveles de glucosa en sangre.[38] Por último, tomar saunas está relacionado la reducción del riesgo de demencia y enfermedad de Alzheimer.[39]

En mi caso, opté por utilizar una sauna de infrarrojos. Este tipo de sauna, que usa luz para calentar el cuerpo directamente, sin calentar el aire que te rodea, es una excelente opción si te resulta difícil tolerar el vapor. Como beneficio adicional, las saunas de infrarrojos también rejuvenecen la piel, reduciendo las arrugas y el daño causado por el sol.[40]

34. M. E. Sears *et al.*, «Arsenic, Cadmium, Lead, and Mercury in Sweat, A Systematic Review», *Journal of Environmental and Public Health*, 22 de febrero de 2012 (online); ncbi.nlm.nih.gov/pmc/articles/PMC3312275/

35. S. J. Genuis *et al.*, «Human Excretion of Bisphenol A, Blood, Urine, and Sweat (BUS) Study», *Journal of Environmental and Public Health*, 27 de diciembre de 2011; ncbi.nlm.nih.gov/pubmed/22253637

36. A. MacMillan, «The Surprising Health Benefits of Saunas», *Time*, 4 de octubre de 2017; time.com/4967605/sauna-lower-blood-pressure/

37. J. A. Laukkanen y T. Laukkanen, «Sauna Bathing and Systemic Inflammation», *European Journal of Epidemiology*, marzo de 2018, 33(3); 351-53; ncbi.nlm.nih.gov/pubmed/29209938

38. M. Krause *et al.*, «Heat Shock Proteins and Heat Therapy for Type 2 Diabetes, Pros and Cons», *Current Opinion in Clinical Nutrition and Metabolic Care*, julio de 2015, 18(4), 374-80; ncbi.nlm.nih.gov/pubmed/26049635

39. T. Laukkanen *et al.*, «Sauna Bathing Is Inversely Associated with Dementia and Alzheimer's Disease in Middle-Aged Finnish Men», *Age and Ageing*, 1 de marzo de 2017, 46(2), 245-49; ncbi.nlm.nih.gov/pubmed/27932366

40. B. A. Russell *et al.*, «Study to Determine the Efficacy of Combination LED Light Therapy (633 nm and 830 nm) in Facial Skin Rejuvenation», *Journal of Cosmetic and Laser Therapy*, diciembre 2005, 7(3-4), 196-200; ncbi.nlm.nih.gov/pubmed/16414908

Así que hazte un favor y adopta el hábito de la sauna. Casi todos los gimnasios tienen sauna y, aunque solamente fuera por eso, vale la pena el precio de la matrícula.

EL «CEPILLADO EN SECO»

El cepillado en seco es una forma muy sencilla de destapar los poros, mejorar la circulación, reducir la celulitis y estimular el sistema linfático para eliminar las toxinas. También te da un masaje completo, relajante y desestresante, y hace que tu piel brille al eliminar las células muertas.

A continuación, te indico cómo hacerlo:

Utiliza un cepillo de cerdas diseñado para cepillado de la piel en seco. (Mejor aún, compra un kit que contenga varios cepillos, incluido uno especial para la cara). El cepillo debe tener un mango largo para que puedas llegar a todas las áreas.

De pie y desnudo, en la bañera, cepíllate el cuerpo, empezando por las plantas de los pies y moviéndote hacia arriba hasta el tórax. Luego cepilla las manos, brazos, cara, cuello y espalda, siempre en dirección al corazón. Asegúrate de cubrir todas las partes del cuerpo y hacerlo muy suave cuando cepilles las áreas más sensibles. Cuando hayas terminado de cepillarte, date una ducha tibia. Luego sécate con palmaditas y aplica una buena crema o aceite para la piel.

CONECTAR CON LA NATURALEZA

¿Pasas todo el día en un coche, en una oficina o en la casa? Si es así, saca tiempo de donde sea para irte a un parque, al bosque o para hacer jardinería. Tu mente y tu cuerpo están diseñados genéticamente para tomar una dosis regular de naturaleza, y te sentará estupendamente. A continuación, presentamos algunas de las investigaciones sobre los beneficios de dejar que la naturaleza entre en tu vida:

• Científicos de Japón recopilaron datos sobre 280 personas que caminaban por la ciudad o por el bosque. Descubrieron que los «caminantes del bosque», como los llamaban, redujeron los niveles de cortisol, el pulso y la presión arterial.[41]

- En otro estudio, los investigadores encontraron que las «caminatas por el bosque» aumentaban la actividad de las «células guerreras», que son componentes clave del sistema inmunitario, y elevaban la expresión de proteínas anticancerígenas.[42]
- Una revisión de treinta y cinco estudios diferentes encontró evidencias de que la exposición a «espacios azules», como lagos, ríos o el mar, beneficia la salud mental y el bienestar.[43]

Estar al aire libre, en plena, naturaleza, reduce el estrés y te da una dosis de vitamina D, pero eso no es todo. Cuando estás cerca de plantas, respiras *fitoncidas* (sustancias químicas transportadas por el aire que las plantas emiten para protegerlas de insectos y gérmenes) y éstas parecen beneficiar a las personas también.[44]

Si no tienes oportunidad de recibir una dosis regular de naturaleza, considera comprar una alfombra de conexión a tierra *(grounding mat)* que puedas usar en interiores. La conexión a tierra puede darte algunos de los beneficios de estar al aire libre; por ejemplo, un reciente estudio controlado encontró que la conexión a tierra puede mejorar el estado de ánimo, reducir la fatiga y aliviar el dolor.[45]

41. B. J. Park *et al.,* «The Physiological Effects of Shinrin-Yoku (Taking in the Forest Atmosphere or Forest Bathing), Evidence from Field Experiments in 24 Forests Across Japan», *Environmental Health and Preventive Medicine,* enero de 2010, 15(1), 18-26; ncbi.nlm.nih.gov/pubmed/19568835

42. Q. Li *et al.,* «Forest Bathing Enhances Human Natural Killer Activity and Expression of Anti-Cancer Proteins», *International Journal of Immunopathology and Pharmacology,* abril-junio de 2007, 20(2 sup. 2), 3-8; ncbi.nlm.nih.gov/pubmed/17903349

43. M. Gascon *et al.,* «Outdoor Blue Spaces, Human Health and Well-Being, a Systematic Review of Quantitative Studies», *International Journal of Hygiene and Environmental Health,* noviembre 2017, 220(8), 1207-21; ncbi.nlm.nih.gov/pubmed/28843736

44. A. O'Connor, «The Claim, Exposure to Plants and Parks Can Boost Immunity», *New York Times,* 5 de julio de 2010; nytimes.com/2010/07/06/health/06real.html

45. G. Chevalier *et al.,* «The Effects of Grounding (Earthing) on Bodyworkers' Pain and Overall Quality of Life, a Randomized Controlled Trial», *Explore,* 11 de octubre de 2018 (online); sciencedirect.com/science/article/pii/S1550830718302519?via%3Dihub

Cuando necesites una dosis de naturaleza, invita tanto a animales como a plantas a tu vida. Piensa en adoptar un cachorrito o ser voluntario en un refugio, o, si ya tienes una mascota, pasar más tiempo jugando con ella.

Estar cerca de animales ayuda a reducir la presión arterial, el colesterol y los triglicéridos, además de hacer que te sienta menos solo.[46]

Haz trabajos manuales

En estos días, nos dedicamos a pasar el dedo por las pantallas o presionar botones en controles remotos. Pero yo tengo una sugerencia para hacerte la vida más feliz: deja los dispositivos durante al menos una hora al día y haz algo con las manos. Prueba una nueva receta, pinta cuadros, planta flores o toca el piano. Además de ser divertido, este tipo de trabajo puede darte una mayor sensación de resiliencia e incluso ayudarte a protegerte de la depresión.

La neurocientífica Kelly Lambert dice que nuestro cerebro consigue una profunda sensación de satisfacción y placer cuando hacemos un trabajo manual que produce algo tangible, visible y significativo. «Después de todo –dice–, la naturaleza necesitó una forma de evitar que los primeros humanos se convirtieran en "inútiles dentro de cuevas"». Cree que el trabajo manual es tan gratificante para el cerebro que su falta contribuye a la depresión, la reducción de la confianza y la falta de resiliencia.

Para probar su teoría, Lambert y su equipo de investigadores dividieron unas ratas en dos grupos. Un grupo de «ratas trabajadoras» tenía que buscar mucho para localizar chucherías escondidas en montones diversos, dispuestos en las jaulas. Otro grupo, de «ratas ociosas», conseguía las chucherías incluso si hacer nada. Más tarde, los investigadores observaron lo bien que se desempeñaron las ratas en una prueba que implicaba sacar una chuchería de una pelota de juguete para gatos. La tarea, dice Lambert, fue diseñada para observar la audacia y la persistencia de las ratas, dos cualidades fuertemente ligadas al éxito cuando la vida se vuelve desafiante. Los investigadores encontraron que las ratas trabajadoras pasaban aproximadamen-

---

46. «About Pets and People», Centers for Disease Control and Prevention; cdc.gov/healthypets/health-benefits/index.html

te un 60 % más de tiempo tratando de conseguir las chucherías que las ratas ociosas, e hicieron un 30 % más de esfuerzo para conseguir las chucherías. «A su manera –dijo Lambert–, las ratas trabajadoras nos decían que las sesiones de entrenamiento previas les habían dado más confianza en poder superar desafíos y conseguir la recompensa».

Concluye que el trabajo práctico nos permite ver la conexión entre el esfuerzo y el premio, «Es una especie de vitamina mental que ayuda a desarrollar la resiliencia y proporciona un amortiguador contra la depresión».[47] Y eso es algo que los mensajes de texto o los atracones de Netflix no pueden hacer por ti.

Regalarse algún masaje

Los masajes están causando furor en la actualidad con más y más gente que se da cuenta de que pueden curar mente y cuerpo. Si bien son un potente desestresante, hay otros beneficios:

Reduce la presión arterial.[48]

Mejora la bienestar mental.[49]

Puede mejorar la calidad de sueño. (De hecho, un estudio reciente demostró que es más eficaz que el estazolam, un fármaco que facilita el sueño).[50]

47. Kelly Lambert, *Lifting Depression*, Nueva York, Basic Books, 2001.

48. R. Walaszek, «Impact of Classic Massage on Blood Pressure in Patients with Clinically Diagnosed Hypertension», *Journal of Traditional Chinese Medicine,* agosto de 2015, 35(4), 396-401; ncbi.nlm.nih.gov/pubmed/26427108

49. A. MacSween *et al.,* «A Randomized Crossover Trial Comparing Thai and Swedish Massage for Fatigue and Depleted Energy», *Journal of Bodywork and Movement Therapies,* julio de 2018, 22(3), 817-28; ncbi.nlm.nih.gov/pubmed/30100318

50. H. Tang *et al.,* «Treatment of Insomnia with Shujing Massage Therapy, a Randomized Controlled Trial», *Zhongguo Zhen Jiu,* agosto de 2015, 35(8), 816-18; ncbi.nlm.nih.gov/pubmed/26571900

Puede ayudar a reducir los síntomas de la fibromialgia.[51]

Puede reducir el dolor y el mal humor de la menstruación.[52]

Además, las investigaciones demuestran que los masajes para parejas son una excelente manera para que éstas mejoren la salud y la relación. Los masajes también pueden ayudar a los niños a dormir mejor, lo cual se traduce en un mejor sueño para ti. Así que haz de los masajes un asunto familiar, y todos serán más felices.

Diario

Escribir los pensamientos es una de las mejores formas de aclarar el pensamiento, resolver problemas persistentes y aliviar el estrés; e incluso hay evidencias de que es la mar de saludable.

Según el psicólogo James Pennebaker, experto en los efectos de la escritura expresiva (es decir, llevar un diario sobre emociones y experiencias), «la investigación más llamativa sobre la escritura expresiva se ha realizado con marcadores de salud física y cambios biológicos. Sabemos, por múltiples estudios, que hay mejoras en la función inmunitaria, disminución de la presión arterial, mejoras en el sueño y disminución en otros marcadores de estrés. La gente va menos al médico en los meses posteriores a [empezar] la escritura expresiva. Otros estudios encuentran una cicatrización de heridas más rápida, mayor movilidad entre las personas con artritis, y la lista continúa».[53]

51. S. Toprak Celenay *et al.*, «A Comparison of the Effects of Exercises Plus Connective Tissue Massage to Exercises Alone in Women with Fibromyalgia Syndrome, a Randomized Controlled Trial», *Rheumatology International,* noviembre de 2017, 37(11), 1799-1806; ncbi.nlm.nih.gov/pubmed/28840379

52. M. Hernandez-Reif *et al.*, «Premenstrual Symptoms Are Relieved by Massage Therapy», *Journal of Psychosomatic Obstetrics and Gynecology,* abril de 2000, 21(1), 9-15; researchgate.net/publication/12412655_Premenstrual_symptoms_are_relieved_by_massage_therapy

53. M. Grothaus, «Why Journaling Is Good for Your Health (And 8 Tips to Get Better)» *Fast Company,* 29 de enero de 2015; fastcompany.com/3041487/8-tips-to-more-effective-journaling-for-health

Puedes usar lápiz y papel para escribir un diario o hacerlo en el ordenador. Para hacer un diario libre de estrés, relájate y deja que las palabras fluyan sin preocuparte por la puntuación ni la ortografía ni el estilo. Además, escribe solamente el tiempo que te apetezca, aunque sólo sean cinco o diez minutos algunas veces a la semana.

Finalmente, considera empezar un «diario de gratitud». Cuando uno se toma el tiempo para enumerar las personas y las cosas por las que se está agradecido, nos concentramos más en lo positivo en lugar de lo negativo.

USA ACEITES ESENCIALES

Los aceites esenciales son fitoquímicos altamente concentrados, no solubles en agua, destilados de diferentes partes de las plantas. Las culturas tradicionales los han utilizado como medicina durante siglos y están de moda actualmente porque estamos redescubriendo sus propiedades curativas.

Adoro los aceites esenciales y los uso para todo, desde mejorar el sueño (rociando un poco de aceite de lavanda en mi baño) hasta para combatir las infecciones (añadiendo unas gotas de aceite de orégano a mi caldo de huesos). Si se usan correctamente, los aceites esenciales también pueden ayudarte a equilibrar las hormonas, mejorar el sistema inmunitario e incluso reducir los brotes de psoriasis.

Si decides empezar a usar aceites esenciales, te recomiendo encarecidamente que investigues primero. Un buen lugar para empezar es con *The Healing Power of Essential Oils*, de mi amigo y colega el doctor Eric Zielinski, uno de los principales expertos en el campo.

PRUEBA LA TERAPIA DE FLOTACIÓN

Si estás harto del estrés y tienes algo de dinerito de sobra, tómate una tarde libre y haz terapia de flotación. En esta terapia, te acuestas en una especie de burbuja, sin luz ni sonidos, lleno de agua cargada con suficientes sales de Epsom para flotar. La combinación de privación sensorial, flotación y el magnesio de las sales de Epsom alivia el estrés como por arte de magia y resulta excelente para aliviar dolores y molestias.

¿No tienes suficiente dinero para pagarte la terapia de flotación? Pues vierte dos tazas de sales de Epsom en un baño tibio, junto con un poco de aceite de lavanda. Conseguirás un efecto similar por pocos euros.

EXPERIMENTA CON LA ACUPUNTURA

La acupuntura es un fabuloso calmante para el estrés. Disminuye la temperatura corporal, ralentiza los latidos cardíacos y la respiración y disuelve la tensión muscular.

Además, las investigaciones demuestran que la acupuntura puede ayudar a combatir la depresión. En un estudio, por ejemplo, los investigadores analizaron comparativamente los efectos de la acupuntura y del asesoramiento psicológico en 755 personas con depresión moderada o grave. Los investigadores encontraron que ambos enfoques fueron beneficiosos, reduciendo los marcadores de una escala que mide los síntomas depresivos, de 16 de 27 –al comienzo del estudio– a 9 para la acupuntura y 11 para el asesoramiento. Uno de cada tres pacientes ya no estaba deprimido tras tres meses de acupuntura o asesoramiento, en comparación con uno de cada cinco que no recibió ningún tratamiento.[54]

Y aquí tenemos un hallazgo sorprendente: ¡la acupuntura puede mejorar la sensibilidad a la insulina! Como expliqué en el capítulo 2, ésta es una gran clave para mantenerse delgado y sano. En un estudio que involucró a diabéticos con sobrepeso, los investigadores probaron los efectos del medicamento contra la diabetes –metformina– solo y en combinación con acupuntura. Descubrieron que la combinación de metformina y acupuntura era más eficaz que el fármaco solo, «lo que demuestra que la acupuntura es un sensibilizador de la insulina».[55]

---

54. A. M. Seaman, «Acupuncture as Good as Counseling for Depression, Study», *Reuters,* 24 de septiembre de 2013; reuters.com/article/us-acupuncture-depression-idUSBRE98N17420130924

55. A. Firouzjaei, «Comparative Evaluation of the Therapeutic Effect of Metformin Monotherapy with Metformin and Acupuncture Combined Therapy on Weight Loss and Insulin Sensitivity in Diabetic Patients», *Nutrition & Diabetes,* 2 de mayo de 2016, 6(5), e209; ncbi.nlm.nih.gov/pmc/articles/PMC4895377/

Si te pone nervioso que te claven agujas, la acupresión es una alternativa no invasiva que ha demostrado que reducir el dolor,[56] así como aliviar la depresión y los problemas de sueño.[57]

¡JUEGA!

Cuando somos niños, pasamos horas jugando al Lego, a churro, montando en bici y haciendo carreras. Luego crecemos y nos ponemos serios, y dejamos atrás la diversión y los juegos. Resulta que eso es un error.

Como los niños, necesitamos jugar. Nos relaja, nos ayuda a eliminar el estrés, nos da la oportunidad de relacionarnos con amigos y familia, e incluso mantiene nuestro cerebro despierto. En resumen, los adultos también necesitamos la hora del recreo.

Así que suéltate el pelo, juega con tus hijos, pinta libros de colorear o desafía a quien sea al Twister. Nunca serás demasiado viejo para divertirte.

APRENDE A DECIR «SIGUIENTE»

Seamos realistas: la vida es dolorosa. No importa si eres rico, pobre, joven, viejo o lo que sea. La vida a veces te da una patada en la boca.

La pregunta es: ¿qué hacer cuando sucede?

Éste es mi mejor consejo: si alguien o algo te lastima, *desmantela el dolor rápidamente*. Es la mejor habilidad que he desarrollado. Permítete comprender el dolor, afrontarlo, procesarlo, cabrearte un rato y luego pasar página lo antes posible.

Vamos a ver cómo hacerlo. Primero, piensa literalmente… ¡SIGUIENTE! Representa la palabra.

---

56. M. Narimani *et al.,* «Effect of Acupressure on Pain Severity in Patients Undergoing Coronary Artery Graft, a Randomized Controlled Trial», *Anesthesiology and Pain Medicine,* 20 de octubre de 2018, 8(5), e82920; ncbi.nlm.nih.gov/pubmed/30538941

57. N. T. T. Hmwe *et al.,* «An Integrative Review of Acupressure Interventions for Older People, a Focus on Sleep Quality, Depression, Anxiety, and Agitation», *Internal Journal of Geriatric Psychiatry,* 14 de noviembre de 2018; ncbi.nlm.nih.gov/pubmed/30430640

Luego, reemplaza el dolor con algo que te dé alegría. En mi caso, me imagino todos esos momentos cuando mis hijos eran bebés y gateaban a mi alrededor como cachorritos. Me los quería llevar hasta al trabajo y es uno de los mejores recuerdos que tengo.

Busca algo parecido que te llene de alegría. Eso inundará tu cuerpo con endorfinas y cambiará tu estado de ánimo. Por último, permítete pensar en el dolor una vez al día a la misma hora, y sólo una vez al día, durante diez minutos. Luego habrás terminado.

Si descubres que alguien te ha hecho algo doloroso… ¡SIGUIENTE! Si alguien no te aprecia… ¡SIGUIENTE! Si te bombardean en una reunión, si te fastidian una oportunidad de trabajo… ¡SIGUIENTE! Si alguien te rompe el corazón (y este tema es el más difícil), saca el ¡SIGUIENTE! más grande que tengas.

Esta habilidad es increíblemente importante para ser feliz y estar sano mental y físicamente. Cada estructura y función del organismo depende del cerebro y del sistema nervioso. No puedes tener una buena vida sin paz mental. Y una de las claves más importantes para conseguirla es pasar página y hacer espacio para las alegrías venideras.

POR ÚLTIMO, PERO (DEFINITIVAMENTE) NO MENOS IMPORTANTE: RESPÉTATE A TI MISMO

Cuando las cosas se desmoronan a tu alrededor, suele ser porque estás cometiendo el error de valorar a todo el mundo menos a ti mismo. Te preocupas por la gente que te rodea (tu pareja, tus hijos, tu jefe) y, al mismo tiempo, descuidas tus propias necesidades. Eso es exactamente lo que yo misma estaba haciendo antes de mi colapso y sé exactamente a dónde lleva.

Cuando te pones constantemente a ti mismo en último lugar, se desencadena una cascada de aspectos negativos. No comes bien, no duermes bien, trabajas demasiado y te diviertes muy poco. Estás estresado todo el tiempo y casi nunca te sientes feliz.

Si esto suena a tu propia vida en este momento, esto es lo que quiero que hagas: *honrarte a ti mismo*. Date cuenta de que eres tan importante como todos los demás y actúa en consecuencia.

En lugar de decir «sí» a cada obligación, di «no» a las responsabilidades que consumen demasiado tiempo y que no son necesarias. Mientras lo haces, ahuyenta a las personas negativas de tu vida siempre que puedas. Pide el apoyo de tus amigos y familiares en lugar de ser siempre la piedra de la que dependen. Y no importa lo ocupado que estés, haz de tu propia salud y felicidad una prioridad absoluta.

Algunas de las estrategias de las que he hablado aquí (beber agua limpia, comer alimentos sanos, hacer ejercicio, eliminar las toxinas del hogar y respetarse a sí mismo) son absolutamente esenciales si realmente quieres estar bien. Cuando se trata del resto, elige lo que te funcione mejor.

Lo más importante es cuidarse, ya sea con alimentos saludables, con un ratito para un masaje, con paseos por el parque o diciendo «no» a obligaciones innecesarias. Tú importas, así que haz de ésta una regla clave para tu plan de estilo de vida: deja de poner a los demás en primer lugar y empieza a ser tu mejor amigo.

PARTE 3

RECETAS PARA TU LIMPIEZA Y MÁS

Capítulo 7

LOS GLORIOSOS ZUMOS VEGETALES

Uno de los electrodomésticos que más trabaja en mi cocina es la batidora.

Eso se debe a que, al menos una vez al día, me mimo con un batido vegetal fresco, refrescante y limpiador de células.

Con esta limpieza, mejorarás tu salud y disfrutarás de *dos* zumos vegetales cada día. Estas bombas de nutrición saturarán tus células con fitonutrientes que las harán alzarse y bailar, y la dosis de colágeno que añadirás los hará aún mejores para ti.

Por cierto, mi zumo vegetal favorito actual es la receta de zumo vegetal de limón con jengibre de la página 169. Pero cada receta es increíble, así que elige cualquiera que te guste. Sólo asegúrate de hacer varias recetas diferentes para conseguir la amplia gama de fitoquímicos que necesitas.

Además, aquí hay algunos consejos si eres nuevo en la preparación de batidos vegetales:

* Puedes preparar los batidos la noche anterior. Se mantendrán hasta dos días en la nevera; pero asegúrate de taparlos bien. Si se separan, vuelve a meterlos en la batidora de 10 a 20 segundos para combinar los ingredientes.
* Quita los tallos de las acelgas, de la col rizada y de otras verduras con tallos duros.
* Bate bien los batidos. Puede llevarte un minuto o más eliminar todos los grumos.
* Mide cuidadosamente las cantidades de fruta y verdura con almidón que usas. Si te pasas, los zumos serán demasiado azucarados.

- Si eres nuevo en los batidos vegetales, o no eres un gran fan de las verduras, empieza con una receta que incluya espinaca en lugar de una verdura más firme. La espinaca es muy suave y apenas la notarás.

Asegúrate de utilizar una proteína de alta calidad. Los batidos de colágeno y la proteína de caldo de huesos de la Dra. Kellyann, ambos disponibles en mi sitio web, son excelentes opciones. Si ya eres un experto en batidos vegetales, puedes divertirte creando tus propias recetas. Simplemente sigue esta fórmula:

Zumo vegetal de tu cosecha

Tiempo de preparación: 3 min • Rendimiento: 1 ración

---

1 a 2 cucharadas de proteína con colágeno en polvo (15 a 25 gr de proteína)
1 ración de grasa (página 72)
2 puñados de verduras de hoja verde o verduras sin almidón (páginas 70 y 71)
½ taza de frutas o verduras con almidón (páginas 70 y 71)
Stevia o fruta del monje al gusto (opcional)
Hierbas y especias al gusto (opcional)

Si eres nuevo en los batidos, prueba mis deliciosas recetas superfáciles, probadas y auténticas. Encontrarás de todo, desde batidos dulces y afrutados hasta versiones saladas. (Te enloquecerán estos deliciosos batidos si eres fan del gazpacho y otras sopas frías a base de verduras).

Espero que te gusten todos… ¡Buen provecho!

ZUMO VEGETAL DE MANZANA Y JENGIBRE

Tiempo de preparación: 3 min • Rendimiento: 1 ración

1 taza de agua, leche de coco (no enlatada) o leche de almendras,
   sin azúcar y sin carragenina

¼ de aguacate

1 paquete de batido de colágeno de vainilla de la Dra. Kellyann
   o 1 cucharada de caldo de huesos de vainilla de la Dra. Kellyann

Caldo de proteína (o de 15 a 25 gr de proteína con colágeno de vainilla
   en polvo de alta calidad)

½ manzana mediana, cortada en cubitos

1 pepino de 8 o 10 cm, en rodajas (aproximadamente ½ taza tras
   cortarlo)

Trozo de jengibre fresco de 1 cm, pelado y a rodajas

1 pizca de canela molida

2 puñados (aproximadamente 1 taza) de espinacas tiernas, picadas

1 pizca de sal celta o rosa del Himalaya (opcional)

Hielo, añádelo a la batidora o vierte el batido sobre hielo (opcional)

En una batidora, pon el agua, el aguacate, el colágeno en polvo, la manzana, el pepino, el jengibre, la canela, las espinacas, la sal (si se usa) y el hielo (si se usa).

Mezcla hasta que esté suave y cremoso.

Si el batido es demasiado espeso, añade más agua, leche de coco o leche de almendras para alcanzar la consistencia deseada.

ZUMO BLOODY MARY

Tiempo de preparación: 3 min • Rendimiento: 1 ración

1 taza de agua

½ lima en zumo

1 pepino de 8 o 10 cm en rodajas (aproximadamente ½ taza tras cortarlo)

1 cucharada o 1 paquete de proteína con colágeno sin sabor de la Dra.
   Kellyann (o de 15 a 25 gr de proteína con colágeno en polvo sin sabor
   de alta calidad)

¼ de aguacate

1 o 2 ramas de apio

6 a 8 tomates cherry o 1 tomate pera picado

2 puñados de col rizada, sin tallos, picados (aproximadamente 1 taza)

1 pizca de salsa picante o cayena o de ¼ a ½ jalapeño, sin semillas

½ cucharadita de coco amino

½ a 1 cucharadita de rábano picante

Sal celta o rosa del Himalaya y pimienta negra molida, al gusto (opcional)

Hielo, añádelo a la batidora o vierte el batido sobre hielo (opcional)

En una batidora, combina el agua, el zumo de lima, el pepino, la proteína con colágeno, el aguacate, el apio, los tomates, la col rizada, la salsa picante, el coco amino, el rábano picante, la sal y la pimienta (si se usa) y el hielo (si se usa). Bate hasta que quede suave y cremoso.

Si el batido es demasiado espeso, añade más agua para alcanzar la consistencia deseada.

ZUMO VEGETAL DE PASTEL DE ZANAHORIA

Tiempo de preparación: 3 min • Rendimiento: 1 ración

¼ de taza de agua o leche de coco (no enlatada) o leche de almendras, sin azúcar y sin carragenina

⅓ de taza de leche de coco entera enlatada

1 paquete de batido de colágeno de vainilla de la Dra. Kellyann o 1 cucharada de proteína de caldo de huesos de vainilla de la Dra. Kellyann (o de 15 a 25 gr de proteína con colágeno de vainilla en polvo de alta calidad)

½ zanahoria pequeña (de unos 8 cm) rallada

½ taza de piña sin azúcar, fresca, congelada o enlatada en cubos

1 pizca de canela molida

1 pizca de nuez moscada molida

2 puñados (aproximadamente 1 taza) de espinacas tiernas picadas

Hielo, añádelo a la batidora o vierte el batido sobre hielo (opcional)

En una batidora, combina el agua, la leche de coco enlatada, el colágeno en polvo, la zanahoria, la piña, la canela, la nuez moscada, las espinacas y el hielo (si se usa). Mezcla hasta que esté suave y cremoso.

Si el batido es demasiado espeso, añade más agua, leche de coco o leche de almendras para alcanzar la consistencia deseada.

Zumo fresquito de sandía

Tiempo de preparación: 3 min • Rendimiento: 1 ración

½ a 1 taza de agua, leche de coco (no enlatada) o leche de almendras, sin azúcar y sin carragenina

1 taza de sandía en cubitos

1 pepino de 8 o 10 cm en rodajas (½ taza tras cortar, opcional)

1 paquete de batido de colágeno de vainilla de la Dra. Kellyann, 1 cucharada de proteína de caldo de huesos de vainilla de la Dra. Kellyann o 1 cucharada o paquete de colágeno sin sabor de la Dra. Kellyann (o de 15 a 25 gr de proteína de alta calidad o proteína con colágeno en polvo, sin sabor)

1 cucharada de aguacate o aceite MCT o ⅓ de taza de leche de coco entera y enlatada

2 puñados (aproximadamente 1 taza) de espinacas tiernas picadas

Stevia o fruta del monje al gusto (opcional si se usa colágeno sin sabor)

Hielo, añádelo a la batidora o vierte el batido sobre hielo (opcional)

En una batidora, combina el agua, la sandía, el pepino, el colágeno en polvo, el aceite, las espinacas, la stevia (si se usa) y el hielo (si se usa). Mezcla hasta que esté suave y cremoso.

Si el batido es demasiado espeso, añade más agua, leche de coco o leche de almendras para alcanzar la consistencia deseada.

Notas

Si prefieres un batido cremoso, usa leche de coco o de almendras, proteína en polvo de vainilla y leche de coco enlatada (en lugar del aceite).

Si prefieres una consistencia más ligera, usa agua, colágeno sin sabor y stevia o fruta del monje.

ZUMO VEGETAL DE CALABAZA CON ESPECIAS

Tiempo de preparación: 3 min • Rendimiento: 1 ración

¼ de taza de agua, leche de coco (no enlatada) o leche de almendras, sin azúcar y sin carragenina

⅓ de taza de leche de coco entera enlatada

1 paquete de batido de colágeno de vainilla de la Dra. Kellyann
o 1 cucharada de proteína de caldo de huesos de vainilla de la Dra. Kellyann (o 15 a 25 gr de proteína con colágeno de vainilla en polvo de alta calidad)

½ taza de calabaza enlatada (no para relleno)

1 trozo de jengibre fresco de 1 o 1,5 cm pelado y rallado

1 pizca de nuez moscada molida

1 pizca de canela molida

2 puñados (aproximadamente 1 taza) de espinacas tiernas picadas

Hielo, añádelo a la batidora o vierte el batido sobre hielo (opcional)

En una batidora, combina el agua, la leche de coco enlatada, el colágeno en polvo, la calabaza, el jengibre, la nuez moscada, la canela, las espinacas y el hielo (si se usa). Mezcla hasta que esté suave y cremoso.

Si el zumo es demasiado espeso, añade más agua, leche de coco o leche de almendras hasta alcanzar la consistencia deseada.

ZUMO VEGETAL DE MELÓN CON PEPINO

Tiempo de preparación: 3 min • Rendimiento: 1 ración

½ a 1 taza de agua

½ lima en zumo

1 pepino de 8 o 10 cm en rodajas (aproximadamente ½ taza tras cortar)

1 taza de melón dulce en cubitos

1 cucharada o 1 paquete de proteína con colágeno sin sabor de la Dra.
  Kellyann (o de 15 a 25 gr de proteína con colágeno en polvo sin sabor
  de alta calidad)

1 cm de jengibre fresco pelado y rallado

4 cucharaditas de semillas de chía

5 o 6 hojas de menta fresca

2 puñados de col rizada, sin tallos, picados (aproximadamente 1 taza)

1 pizca de sal celta o rosa del Himalaya (opcional)

Stevia o fruta del monje al gusto (opcional)

Hielo, añádelo a la batidora o vierte el batido sobre hielo (opcional)

En una batidora, combina el agua, el zumo de lima, el pepino, el melón, la proteína con colágeno, el jengibre, las semillas de chía, la menta, la col rizada, la sal (si se usa), la stevia (si se usa) y el hielo (si se usa). Mezcla hasta que esté suave y cremoso.

Si el batido es demasiado espeso, añade más agua para alcanzar la consistencia deseada.

Notas

Las semillas de chía espesarán el batido mientras se asienta. Si no te gusta esa consistencia, seleccione otra grasa de la lista aprobada, como ¼ de aguacate o 1 cucharada de aceite MCT.

ZUMO VEGETAL DE LIMÓN CON JENGIBRE

Tiempo de preparación: 3 min • Rendimiento: 1 ración

1 taza de agua

½ limón en zumo

1 cucharadita de ralladura de limón

1 cucharada de aguacate o aceite de oliva

1 pepino de 8 o 10 cm en rodajas (aproximadamente ½ taza cortado)

1 cucharada o 1 paquete de proteína con colágeno sin sabor de la Dra. Kellyann (o 15 a 25 gr de proteína con colágeno en polvo sin sabor de alta calidad)

1 cm de jengibre fresco pelado y rallado

2 puñados (aproximadamente 1 taza) de espinacas tiernas picadas

Stevia o fruta del monje al gusto (opcional)

Hielo, añádelo a la batidora o vierte el batido sobre hielo (opcional)

En una batidora, combina el agua, el zumo de limón, la ralladura de limón, el aceite, el pepino, la proteína con colágeno, el jengibre, las espinacas, la stevia (si se usa) y el hielo (si se usa). Mezcla hasta que esté suave y cremoso.

Si el batido es demasiado espeso, añade más agua para alcanzar la consistencia deseada.

ZUMO VEGETAL FIESTA MEXICANA

Tiempo de preparación: 3 min • Rendimiento: 1 ración

1 taza de agua

½ lima en zumo

1 cucharada o 1 paquete de proteína con colágeno sin sabor de la Dra.
   Kellyann (o de 15 a 25 gr de proteína con colágeno en polvo sin sabor
   de alta calidad)

¼ de aguacate

1 tomate verde pequeño picado

1 puñado pequeño de cilantro (aproximadamente ½ taza)

2 puñados de acelgas sin tallos y picados (aproximadamente 1 taza)

1 pizca de orégano seco

1 pizca de pimienta de cayena

1 pizca de ajo en polvo (opcional)

1 pizca de sal celta o rosa del Himalaya y pimienta negra molida, al gusto
   (opcional)

Hielo, añádelo a la batidora o vierte el batido sobre hielo (opcional)

En una batidora, combina el agua, el zumo de limón, la proteína con colágeno, el aguacate, el tomate verde, el cilantro, las acelgas, el orégano, la pimienta de cayena, el ajo en polvo (si se usa), la sal y la pimienta (si se usa) y el hielo (si se usa). Mezclar hasta que esté suave y cremoso.

Si el batido es demasiado espeso, añade más agua para alcanzar la consistencia deseada.

ZUMO VEGETAL DE PAPAYA CON JENGIBRE

Tiempo de preparación: 3 min • Rendimiento: 1 ración

1 taza de agua, leche de coco (no enlatada) o leche de almendras, sin azúcar y sin carragenina

½ limón en zumo (si usas colágeno sin sabor)

¼ de aguacate o ⅓ de taza de leche de coco entera enlatada

1 paquete de batido de colágeno de vainilla de la Dra. Kellyann, 1 cucharada de proteína de caldo de huesos de vainilla de la Dra. Kellyann, o 1 cucharada o paquete de proteína con colágeno sin sabor de la Dra. Kellyann (o de 15 a 25 gr de polvo de proteína con colágeno sin sabor o de vainilla, de alta calidad)

1 taza de papaya fresca o congelada en cubitos

1 cm de jengibre fresco, pelado y rallado

1 pizca de nuez moscada molida

1 pizca de pimienta de Jamaica molida (opcional)

2 puñados de col rizada, sin tallos, picados (aproximadamente 1 taza)

Stevia o fruta del monje al gusto (opcional si se usa colágeno sin sabor)

Hielo, añádelo a la batidora o vierte el batido sobre hielo (opcional)

En una batidora, combina el agua, el zumo de limón (si se usa), el aguacate, el colágeno en polvo, la papaya, el jengibre, la nuez moscada, la pimienta de Jamaica (si se usa), la col rizada, la stevia (si se usa) y el hielo (si se usa). Mezcla hasta que esté suave y cremoso.

Si el batido es demasiado espeso, añade más agua, leche de coco o leche de almendras para alcanzar la consistencia deseada.

Notas

La papaya solidificará y espesará el batido, por lo que es mejor beberlo inmediatamente tras prepararlo.

Si prefieres un batido cremoso, usa leche de almendras o de coco, proteína en polvo de vainilla y leche de coco enlatada.

Si prefieres una consistencia más ligera, usa agua, limón, menos colágeno y stevia o fruta del monje.

ZUMO VEGETAL DE PIÑA CON MENTA

Tiempo de preparación: 3 min • Rendimiento: 1 ración

½ a 1 taza de agua, leche de coco (no enlatada) o leche de almendras, sin azúcar y sin carragenina

½ limón en zumo (si usas colágeno sin sabor)

¼ de aguacate o ⅓ de taza de leche de coco entera enlatada

1 paquete de batido de colágeno de vainilla de la Dra. Kellyann, 1 cucharada de proteína de caldo de huesos de vainilla de la Dra. Kellyann o 1 cucharada o paquete de proteína con colágeno sin sabor de la Dra. Kellyann (o de 15 a 25 gr de proteína con colágeno sin sabor o de vainilla de alta calidad en polvo)

1 taza de trozos de piña fresca, congelada o enlatada sin azúcar

5 a 6 hojas de menta fresca

1 cm de jengibre fresco pelado y rallado (opcional)

2 puñados (aproximadamente 1 taza) de espinacas tiernas picadas

Stevia o fruta del monje al gusto (opcional si se usa colágeno sin sabor)

Hielo, añádelo a la batidora o vierte el batido sobre hielo (opcional)

En una batidora, combina el agua, el zumo de limón (si se usa), el aguacate, el colágeno en polvo, la piña, la menta, el jengibre (si se usa), las espinacas, la stevia (si se usa) y el hielo (si se usa). Mezcla hasta que esté suave y cremoso.

Si el batido es demasiado espeso, añade más agua, leche de coco o leche de almendras para alcanzar la consistencia deseada.

Notas

Si prefieres un batido cremoso, usa ⅓ de taza de leche de coco o de almendras, proteína de vainilla en polvo y leche de coco enlatada.

Si prefieres una consistencia más ligera, usa 1 taza de agua, zumo de limón, aguacate, colágeno sin sabor y stevia o fruta del monje.

ZUMO VEGETAL MEDITERRÁNEO

Tiempo de preparación: 3 min • Rendimiento: 1 ración

1 taza de agua

½ limón en zumo

1 cucharada o 1 paquete de proteína con colágeno sin sabor de la Dra. Kellyann (o de 15 a 25 gr de proteína con colágeno en polvo sin sabor de alta calidad)

2 cucharaditas de aceite de oliva

4 a 5 kalamata u olivas verdes sin hueso

1 pepino de 8 o 10 cm en rodajas (aproximadamente ½ taza)

1 a 2 cucharadas de eneldo fresco o albahaca

1 puñado de rúcula picada (aproximadamente ½ taza)

1 puñado de lechuga o espinaca tierna picada (aproximadamente ½ taza)

1 pizca de pimienta negra recién molida al gusto (opcional)

1 pizca de salsa picante (opcional)

Hielo, añádelo a la batidora o vierte el batido sobre hielo (opcional)

En una batidora, combina el agua, el zumo de limón, la proteína con colágeno, el aceite, las olivas, el pepino, el eneldo, la rúcula, la lechuga, la pimienta (si se usa), la salsa picante (si se usa) y el hielo (si se usa). Mezcla hasta que esté suave y cremoso.

Si el batido es demasiado espeso, añade más agua para alcanzar la consistencia deseada.

ZUMO VEGETAL DE ENSALADA

Tiempo de preparación: 3 min • Rendimiento: 1 ración

1 taza de agua

½ limón en zumo

¼ de aguacate

1 cucharada o 1 paquete de proteína con colágeno sin sabor de la Dra. Kellyann (o de 15 a 25 gr de proteína con colágeno en polvo sin sabor de alta calidad)

1 pepino de 8 o 10 cm en rodajas (aproximadamente ½ taza)

1 tallo de apio picado

6 tomates uva o cherry o 1 tomate pera picado

1 puñado pequeño (aproximadamente ½ taza) de perejil

4 hojas de lechuga romana, picadas

1 pizca de perejil italiano

Sal celta o rosa del Himalaya y pimienta negra recién molida al gusto (opcional)

Hielo, añádelo a la batidora o vierte el batido sobre hielo (opcional)

En una batidora, combina el agua, el zumo de limón, el aguacate, la proteína con colágeno, el pepino, el apio, los tomates, el perejil, la lechuga romana, la sal y la pimienta (si se usa) y el hielo (si se usa). Mezclar hasta que esté suave.

Si el batido es demasiado espeso, añade más agua para alcanzar la consistencia deseada.

ZUMO VEGETAL CON TOMATE Y ALBAHACA

Tiempo de preparación: 3 min • Rendimiento: 1 ración

1 taza de agua

½ lima en zumo

1 cucharada o 1 paquete de proteína con colágeno sin sabor de la Dra. Kellyann (o de 15 a 25 gr de proteína con colágeno en polvo sin sabor de alta calidad)

1 cucharada de aceite de aguacate o aceite de oliva

1 pepino de 8 o 10 cm en rodajas (aproximadamente ½ taza)

6 a 8 tomates cherry o 1 tomate pera picado

1 puñadito (aproximadamente ½ taza) de albahaca sin tallos

4 o 5 hojas de lechuga

Sal celta o rosa del Himalaya y pimienta negra recién molida al gusto (opcional)

1 pizca de salsa picante o cayena (opcional)

Hielo, añádelo a la batidora o vierte el batido sobre hielo (opcional)

En una batidora, combina el agua, el zumo de limón, la proteína con colágeno, el aceite, el pepino, los tomates, la albahaca, la lechuga, la sal y la pimienta (si se usa), la salsa picante (si se usa) y el hielo (si se usa). Mezcla hasta que esté suave y cremoso.

Si el batido es demasiado espeso, añade más agua para alcanzar la consistencia deseada.

ZUMO VEGETAL CON FRESAS

Tiempo de preparación: 3 min • Rendimiento: 1 ración

½ a 1 taza de agua, leche de coco (no enlatada) o leche de almendras, sin azúcar y sin carragenina

½ limón en zumo (si usas colágeno sin sabor)

1 taza de fresas frescas o congeladas

1 paquete de batido de colágeno de vainilla de la Dra. Kellyann, 1 cucharada de proteína de caldo de huesos de vainilla de la Dra. Kellyann, o 1 cucharada o 1 paquete de proteína con colágeno sin sabor de la Dra. Kellyann (o de 15 a 25 gr de vainilla de alta calidad o proteína con colágeno en polvo sin sabor)

¼ de aguacate o ⅓ de taza de leche de coco entera enlatada

Stevia o fruta del monje al gusto (opcional si se usa colágeno sin sabor)

3 o 4 hojas de lechuga romana picadas (aproximadamente 1 taza)

Hielo, añádelo a la batidora o vierte el batido sobre hielo (opcional)

En una batidora, combina el agua, el zumo de limón (si lo usas), las fresas, el polvo de colágeno, el aguacate, la stevia (si se usa), la lechuga romana y el hielo (si se usa). Mezcla hasta que esté suave y cremoso.

Si el batido es demasiado espeso, añade más agua para alcanzar la consistencia deseada.

Notas

Si prefieres un batido cremoso, usa ½ taza de leche de coco o de almendras, proteína de vainilla en polvo y leche de coco enlatada.

Si prefieres una consistencia más ligera, usa 1 taza de agua, zumo de limón, aguacate, colágeno sin sabor y stevia o fruta del monje.

ZUMO VEGETAL CON VITAMINA C

Tiempo de preparación: 3 min • Rendimiento: 1 ración

1 taza de agua

½ lima o limón en zumo

1 cucharada o 1 paquete de proteína con colágeno sin sabor de la Dra.
   Kellyann (o de 15 a 25 gr de proteína con colágeno en polvo sin sabor
   de alta calidad)

¼ de aguacate

½ taza de fresas

1 kiwi pelado

1 cm de jengibre fresco pelado y rallado

2 puñados de col rizada sin tallos picados (aproximadamente 1 taza)

Stevia o fruta del monje, equivalente a 2 cucharaditas de azúcar
   (opcional)

Hielo, añádelo a la batidora o vierte el batido sobre hielo (opcional)

En una batidora, combina el agua, el zumo de limón, la proteína con colágeno, el aguacate, las fresas, el kiwi, el jengibre, la col rizada, la stevia (si se usa) y el hielo (si se usa). Mezcla hasta que quede suave y cremoso.

Si el batido es demasiado espeso, añade más agua para alcanzar la consistencia deseada.

CÓMO HACER POLOS DE ZUMO VEGETAL

• •

Cualquiera de mis zumos vegetales se puede transformar en polos cuando quieras un helado en un día caluroso. Es un excelente refrigerio la mar de saludable para tener a mano. (¡También puedes convertir tus batidos en polos durante la limpieza, pero sólo si eres un verdadero amante de los polos y puedes comerte varios de una sentada!). Vierte el zumo en moldes para polos o en vasos de papel y congela hasta que esté firme, esto es, aproximadamente 2 horas. Los batidos son grandes y obtendrás varios polos de cada zumo.

Si usas vasos de papel o moldes para polos sin mangos de plástico, congélalos durante unos 15 o 20 minutos antes de insertar los palitos de madera, para que queden en posición vertical.

Capítulo 8

BATIDOS RICOS Y CREMOSOS

¿A quién no le gusta un batido fresquito y cremoso? Todos los días en esta limpieza, podrás disfrutar de un delicioso y abundante batido para el almuerzo. Es una golosina que está libre de remordimientos porque limpiará tus células y revitalizará tu cuerpo.

No importa cuáles sean tus sabores favoritos, aquí encontrarás ingredientes que te encantan, desde el delicioso batido de chocolate y plátano con nueces hasta la exótica piña tropical. Cada batido está cargado de colágeno, grasas saludables y frutas o verduras ricas en nutrientes.

Si estás haciendo una limpieza cetogénica, limítate a batidos con verduras sin almidón y frutas muy bajas en carbohidratos como las bayas; de lo contrario, puedes elegir recetas que incluyan frutas con alto contenido en carbohidratos o verduras con almidón. Si quieres aumentar el poder nutricional de cualquiera de los batidos de frutas, añade un puñado o dos de espinacas, col rizada o acelgas.

¿Quieres inventar tus propios batidos? ¡Eso está muy bien! Sigue esta fórmula y empieza cuando quieras:

Batido de tu cosecha

Tiempo de preparación: 3 min • Rendimiento: 1 ración

1 taza de agua, leche de coco (no enlatada) o leche de almendras, sin
   azúcar y 1 ración de grasa sin carragenina (página 72)
2 puñados de verduras de hoja verde o verduras sin almidón (páginas 70
   y 71) (opcional)
½ taza de fruta o verdura con almidón (páginas 70 y 71) (omite si haces
   la versión cetogénica)
Stevia o fruta del monje al gusto (opcional)
Hierbas y especias al gusto (opcional)

P.D. Si te inventas algo absolutamente fabuloso, compártelo con nosotros
en mi página de Facebook, en facebook.com/groups/DrKellyannsCleanse.

Batido de chocolate y plátano con nueces

Tiempo de preparación: 3 min • Rendimiento: 1 ración

1 taza de agua, leche de coco (no enlatada) o leche de almendras, sin azúcar y sin carragenina

½ plátano mediano (opcionalmente congelado para un batido más cremoso)

1 paquete de batido de chocolate con colágeno de la Dra. Kellyann o 1 cucharada de proteína de caldo de huesos y chocolate de la Dra. Kellyann (o de 15 a 25 gr de proteína con colágeno en polvo, de chocolate, de alta calidad)

1 cucharada de aceite de nueces o 2 cucharadas de nueces picadas

Hielo, añádelo a la batidora o vierte el batido sobre hielo (opcional)

En una batidora, combina el agua, el plátano, el colágeno en polvo, el aceite de nueces y el hielo (si se usa). Mezcla bien.

Batido de naranja con arándanos

3 min • Rendimiento: 1 ración

Tiempo de preparación: 3 min • Rendimiento: 1 ración

1 taza de agua, leche de coco (no enlatada) o leche de almendras,
sin azúcar y sin carragenina
2/3 taza de arándanos (opcionalmente congelados para un batido
más cremoso)
1 paquete de colágeno de la Dra. Kellyann sabor naranja
1/3 de taza de leche de coco entera enlatada
Hielo, añádelo a la batidora o vierte el batido sobre hielo (opcional)

En una batidora, combina el agua, los arándanos, el colágeno en polvo, la leche de coco y el hielo (si se usa). Mezcla bien.

Batido tropical de piña con bayas

Tiempo de preparación: 3 min • Rendimiento: 1 ración

1 taza de agua, leche de coco (no enlatada) o leche de almendras, sin azúcar y sin carragenina

½ taza de piña sin azúcar fresca, congelada o enlatada (úsala congelada para un batido más cremoso)

½ taza de fresas frescas o congeladas

1 paquete de batido de colágeno de vainilla de la Dra. Kellyann, 1 cucharada de proteína de caldo de huesos de vainilla de la Dra. Kellyann, o 1 cucharada o paquete de proteína con colágeno sin sabor de la Dra. Kellyann (o de 15 a 25 gr de proteína con colágeno de vainilla de alta calidad o sin sabor)

$^1/_3$ de taza de leche de coco entera enlatada

½ cucharadita de vainilla (si usas colágeno sin sabor)

Stevia o endulzante de fruta del monje para igualar de 2 a 3 cucharaditas de azúcar (opcional si usas colágeno sin sabor)

Hielo, añádelo a la batidora o vierte el batido sobre hielo (opcional)

En una batidora, combina el agua, la piña, las fresas, el colágeno en polvo, la leche de coco enlatada, la vainilla (si se usa), la stevia (si se usa) y el hielo (si se usa). Mezcla bien.

¿POR QUÉ LA PROTEÍNA DE SUERO ESTÁ EN LA LISTA DEL «NO»?

Sé que la proteína de suero es popular actualmente, pero quiero que la evites en tu limpieza. En su lugar, usa proteína de vacuno o, si estás siguiendo las versiones vegetarianas, veganas o pescatarianas *(véanse* las páginas 84 a 86), usa proteína de huevo, proteína de guisante o colágeno marino. Éste es el porqué.

El suero es el líquido que queda cuando la leche se cuaja y se cuela para hacer queso. Mucha gente piensa que tomar suero está bien en una dieta sin lácteos porque no contiene caseína, la proteína de la leche que tiene más probabilidades de causar sensibilidad. Pero la caseína es sólo una parte del problema.

Hay tres formas de proteína de suero: *concentrado de proteína de suero, aislado de proteína de suero* e *hidrolizado de proteína de suero.* El concentrado de proteína de suero contiene cantidades significativas de lactosa, que puede provocar intolerancia en forma de gases, hinchazón, jaquecas y diarrea. El aislado de proteína de suero y el hidrolizado de proteína de suero, que son productos más refinados, no contienen casi o ninguna lactosa, pero aún pueden causar problemas gastrointestinales porque muchas personas son alérgicas al suero en sí. De hecho, el suero es lo segundo más alergénico después de la proteína en la leche.

Además de su potencial alergénico, la proteína de suero en polvo suele tener espesantes añadidos. Estos pueden causar gases y calambres.

Una vez que hayas terminado con la limpieza, puedes experimentar añadiendo proteína de suero a tu dieta. Pruébala durante tres o cuatro días y observa si la toleras bien o tienes una mala reacción.

BATIDO DE MANZANA VERDE CON JENGIBRE

Tiempo de preparación: 3 min • Rendimiento: 1 ración

1 taza de agua, leche de coco (no enlatada) o leche de almendras, sin azúcar y sin carragenina

$1/3$ de taza de leche de coco entera enlatada

½ manzana verde

1 cm de jengibre fresco, pelado y rallado

1 paquete de batido de colágeno de vainilla de la Dra. Kellyann, 1 cucharada de proteína de caldo de huesos de vainilla de la Dra. Kellyann, o 1 cucharada o paquete de proteína con colágeno sin sabor de la Dra. Kellyann (o de 15 a 25 gr de vainilla de alta calidad o proteína con colágeno en polvo sin sabor)

Stevia o fruta del monje (opcional si se usa colágeno sin sabor)

Hielo, añádelo a la batidora o vierte el batido sobre hielo (opcional)

1 pizca de canela molida, para decorar (opcional)

En una batidora, combina el agua, la leche de coco enlatada, la manzana, el jengibre, el colágeno en polvo, la stevia (si se usa) y el hielo (si se usa). Mezcla bien. Adorna con una 1 pizca de canela si quieres.

BATIDO DE MANGO CON JENGIBRE

Tiempo de preparación: 3 min • Rendimiento: 1 ración

1 taza de agua, leche de coco (no enlatada) o leche de almendras, sin azúcar y sin carragenina

1/3 de taza de leche de coco entera enlatada

1/3 de taza de mango fresco o congelado

1 cm de jengibre fresco pelado y rallado

1 paquete de batido de colágeno de vainilla de la Dra. Kellyann, 1 cucharada de proteína de caldo de huesos de vainilla de la Dra. Kellyann, o 1 cucharada o paquete de proteína con colágeno sin sabor de la Dra. Kellyann (o de 15 a 25 gr de proteína con colágeno sin sabor o vainilla de alta calidad en polvo)

Stevia o fruta del monje (opcional si se usa colágeno sin sabor)

Hielo, añádelo a la batidora o vierte el batido sobre hielo (opcional)

En una batidora, combina el agua, la leche de coco enlatada, el mango, el jengibre, el colágeno en polvo, la stevia (si se usa) y el hielo (si se usa). Mezcla bien.

BATIDO DE MELOCOTÓN CON ALMENDRAS

Tiempo de preparación: 3 min • Rendimiento: 1 ración

1 taza de agua, leche de coco (no enlatada) o leche de almendras, sin azúcar y sin carragenina

1 cucharada de mantequilla de almendras o 2 cucharadas de almendras

1 o 2 gotas de extracto de almendra natural (si usas colágeno sin sabor)

1 melocotón sin hueso y en rodajas (1 rodaja reservada para decorar opcional)

1 paquete de batido de colágeno de vainilla de la Dra. Kellyann, 1 cucharada de proteína de caldo de huesos de vainilla de la Dra. Kellyann, o 1 cucharada o paquete de proteína con colágeno sin sabor de la Dra. Kellyann (o de 15 a 25 gr de vainilla de alta calidad o proteína con colágeno en polvo sin sabor)

Stevia o fruta del monje (opcional si se usa colágeno sin sabor)

Hielo, añádelo a la batidora o vierte el batido sobre hielo (opcional)

1 pizca de nuez moscada molida para decorar (opcional)

En una batidora, combina el agua, la mantequilla de almendras, el extracto de almendras (si se usa), el melocotón, el colágeno en polvo, la stevia (si se usa) y el hielo (si se usa). Mezcla bien. Adorna con una rodaja de melocotón fresco o una 1 pizca de nuez moscada si quieres.

Batido de piña colada

Tiempo de preparación: 3 min • Rendimiento: 1 ración

1 taza de agua, leche de coco (no enlatada) o leche de almendras,
   sin azúcar y sin carragenina

¹/₃ de taza de leche de coco entera enlatada

½ taza de piña fresca, congelada o enlatada sin azúcar

1 paquete de batido de colágeno de vainilla de la Dra. Kellyann,
   1 cucharada de proteína de caldo de huesos de vainilla de la Dra.
   Kellyann, o 1 cucharada o paquete de proteína con colágeno sin
   sabor de la Dra. Kellyann (o de 15 a 25 gr de proteína con colágeno
   sin sabor o vainilla de alta calidad en polvo)

Stevia o fruta del monje (opcional si se usa colágeno sin sabor)

Hielo, añádelo a la batidora o vierte el batido sobre hielo (opcional)

En una batidora, combina el agua, la leche de coco enlatada, la piña, el colágeno en polvo, la stevia (si se usa) y el hielo (si se usa). Mezcla bien.

BATIDO DE FRESAS CON MELOCOTÓN

Tiempo de preparación: 3 min • Rendimiento: 1 ración

1 taza de agua, leche de coco (no enlatada) o leche de almendras, sin azúcar y sin carragenina

$1/3$ de taza de leche de coco entera enlatada

½ taza de fresas frescas o congeladas

1 melocotón pequeño, sin hueso y en rodajas

½ a 1 cucharadita de extracto puro de vainilla (opcional si usas colágeno sin sabor)

1 paquete de batido de colágeno de vainilla de la Dra. Kellyann, 1 cucharada de proteína de caldo de huesos de vainilla de la Dra. Kellyann, o 1 cucharada o paquete de proteína con colágeno sin sabor de la Dra. Kellyann (o de 15 a 25 gr de vainilla de alta calidad o proteína con colágeno en polvo sin sabor)

Stevia o fruta del monje (opcional si se usa colágeno sin sabor)

Hielo, añádelo a la batidora o vierte el batido sobre hielo (opcional)

En una batidora, combina el agua, la leche de coco enlatada, las fresas, el melocotón, la vainilla (si se usa), el colágeno en polvo, la stevia (si se usa) y el hielo (si se usa). Mezcla bien.

Batido cremoso de bayas

Tiempo de preparación: 3 min • Rendimiento: 1 ración

1 taza de agua, leche de coco (no enlatada) o leche de almendras, sin azúcar y sin carragenina

$1/3$ de taza de leche de coco entera enlatada

½ taza de bayas variadas (fresas, arándanos, frambuesas, moras o bayas mixtas)

½ cucharadita de extracto puro de vainilla (si usas colágeno sin sabor)

1 paquete de batido de colágeno de vainilla de la Dra. Kellyann, 1 cucharada de proteína de caldo de huesos de vainilla de la Dra. Kellyann, o 1 cucharada o paquete de proteína con colágeno sin sabor de la Dra. Kellyann (o de 15 a 25 gr de proteína con colágeno sin sabor o vainilla de alta calidad en polvo)

Stevia o fruta del monje (opcional si se usa colágeno sin sabor)

Hielo, añádelo a la batidora o vierte el batido sobre hielo (opcional)

En una batidora, combina el agua, la leche de coco enlatada, las bayas, la vainilla (si se usa), el colágeno en polvo, la stevia (si se usa) y el hielo (si se usa). Mezcla bien.

BATIDO SUPERPOTENTE DE CHOCOLATE

Tiempo de preparación: 3 min • Rendimiento: 1 ración

1 taza de agua, leche de coco (no enlatada) o leche de almendras,
   sin azúcar y sin carragenina
1 taza de espinacas frescas
½ taza de arándanos
1 cucharada de semillas de linaza o cáñamo molidas
¼ de aguacate
1 paquete de batido de chocolate y colágeno de la Dra. Kellyann
   o 1 cucharada de proteína de caldo de huesos y chocolate de la Dra.
   Kellyann (o de 15 a 25 gr de chocolate de alta calidad o proteína con
   colágeno en polvo sin sabor)
Hielo, añádelo a la batidora o vierte el batido sobre hielo (opcional)

En una batidora, combina el agua, las espinacas, los arándanos, la linaza, el aguacate, el colágeno en polvo y el hielo (si lo usas). Mezcla bien.

BATIDO DE CEREZAS CON ALMENDRAS

Tiempo de preparación: 3 min • Rendimiento: 1 ración

1 taza de agua, leche de coco (no enlatada) o leche de almendras,
   sin azúcar y sin carragenina
$^1/_3$ de taza de leche de coco entera enlatada
½ taza de cerezas congeladas
1 a 2 gotas de extracto de almendra natural (si usas colágeno sin sabor)
1 paquete de batido de colágeno de vainilla o chocolate de la Dra.
   Kellyann, 1 cucharada de proteína de caldo de huesos de chocolate
   o vainilla de la Dra. Kellyann, o 1 cucharada o paquete de proteína
   con colágeno sin sabor de la Dra. Kellyann (o de 15 a 25 gr de
   proteína con colágeno de chocolate o de vainilla o sin sabor de alta
   calidad)
Stevia o fruta del monje (opcional si se usa colágeno sin sabor)
Hielo, añádelo a la batidora o vierte el batido sobre hielo (opcional)

En una batidora, combina el agua, la leche de coco enlatada, las cerezas, el extracto de almendras, el colágeno en polvo, la stevia (si se usa) y el hielo (si se usa). Mezcla bien.

Batido cremoso de limón

Tiempo de preparación: 3 min • Rendimiento: 1 ración

1 taza de agua, leche de coco (no enlatada) o leche de almendras, sin azúcar y sin carragenina

$^{1}/_{3}$ de taza de leche de coco entera enlatada

1 o 2 gotas de extracto de limón natural

1 cucharadita de zumo de limón fresco

1 paquete de batido de colágeno de vainilla de la Dra. Kellyann, 1 cucharada de proteína de caldo de huesos de vainilla de la Dra. Kellyann, o 1 cucharada o paquete de proteína con colágeno sin sabor de la Dra. Kellyann (o de 15 a 25 gr de proteína con colágeno sin sabor o de vainilla, de alta calidad, en polvo)

Stevia o fruta del monje (opcional si se usa colágeno sin sabor)

Hielo, añádelo a la batidora o vierte el batido sobre hielo (opcional)

1 pizca de ralladura de limón, para decorar (opcional)

En una batidora, combina el agua, la leche de coco enlatada, el extracto de limón, el zumo de limón, el colágeno en polvo, la stevia (si se usa) y el hielo (si se usa). Mezcla bien. Adorna con un poco de ralladura de limón si quieres.

VISTAZO A LA LECHE DE ALMENDRAS Y CÓMO PREPARAR LA TUYA PROPIA

Puedes ver en mis recetas que, cuando ofrezco leche de almendras como opción, te pido que te asegures de que no contenga carragenina. (Lo mismo para la leche de coco). He aquí por qué.

La carragenina es un emulsionante que los fabricantes añaden a la leche de almendras, para que no sea necesario agitar la lata para mezclar el contenido. Está hecho de algas rojas o algas marinas, por lo que debería ser bueno para todo el mundo, pero no lo es. De hecho, son muy muy malas noticias.

La investigadora Joanne Tobacman, que ha estudiado la carragenina durante años, ha presionado al gobierno para que la prohíba como aditivo alimentario. Su investigación implica a la carragenina como culpable de tumores malignos gastrointestinales[1] y cáncer de mama.[2] Además, sus estudios indican que la carragenina puede contribuir a la intolerancia a la glucosa y la insensibilidad a la insulina,[3] los cuales son pasos necesarios en el camino hacia la diabetes.

Además, Tobacman no se refiere a dosis masivas de carragenina. De hecho, los ratones de su investigación sobre diabetes consumen *menos* carragenina por peso corporal que el estadounidense promedio. Es más, está usando la misma forma de categoría alimenticia que usan los fabricantes.

En resumen, incluso pequeñas dosis de carragenina pueden inflamar el organismo y aumentar el riesgo de cáncer o diabetes. ¿Quieres eso en tu dieta? No.

1. J. K. Tobacman, «Review of Harmful Gastrointestinal Effects of Carrageenan in Animal Experiments», *Environmental Health Perspectives,* octubre de 2001, 109(10), 983-94; ncbi.nlm.nih.gov/pmc/articles/PMC1242073/pdf/ehp0109-000983.pdf

2. «Seaweed Suspect» VA Research Currents, febrero de 2013; esearch.va.gov/currents/feb13/feb13-06.cfm

3. Ibíd.

Ahora que conoces las malas noticias, volvamos a las buenas. Si lees las etiquetas con atención, puedes encontrar marcas de leche de coco y leche de almendras que no contienen carragenina, azúcar u otros ingredientes innecesarios.

Mejor aún, hay una solución simple, al menos cuando se trata de leche de almendras: ¡haz la tuya en casa! Es divertido, es fácil y terminarás con una leche limpia, sin aditivos y con más proteínas que la variedad comprada en la tienda. Hacer tu propia leche de almendras sólo requiere unos minutos de trabajo real. (El resto es tiempo de remojo). A continuación, te indico cómo hacerlo.

LECHE DE ALMENDRAS CASERA

Tiempo de preparación: 10 min • Rendimiento: alrededor de 5 tazas

1 taza y ½ de almendras crudas enteras, opcionalmente blanqueadas
4 tazas de agua purificada para la leche de almendras y más para remojar
1 cucharadita de extracto puro de vainilla

Coloca las almendras en un bol mediano. Cubre con el agua y deja las almendras en remojo al menos 4 horas, o hasta 2 días para una leche más cremosa. Escurre el agua y coloca las almendras en una batidora. Añade 2 tazas de agua y mezcla hasta conseguir una pasta cremosa. Incorpora las otras 2 tazas de agua y la vainilla. Bate de 3 a 4 minutos.

Cuela la leche de almendras con un colador de malla fina forrado con una gasa. Escurre los sólidos de la leche. Refrigera. Almacena en un recipiente hermético en la nevera hasta 3 días.

BATIDO DE TARTA DE MANZANA

Tiempo de preparación: 5 min • Rendimiento: 1 ración

1 taza de agua, leche de coco (no enlatada) o leche de almendras, sin azúcar y sin carragenina

$1/3$ de taza de leche de coco entera enlatada

1 manzana pequeña, sin corazón y en rodajas

1 cucharadita de extracto puro de vainilla (si usas colágeno sin sabor)

$1/4$ de cucharadita de canela molida, y más para decorar

1 pizca de nuez moscada molida, y más para decorar

1 paquete de batido de colágeno de vainilla de la Dra. Kellyann, 1 cucharada de proteína de caldo de huesos de vainilla de la Dra. Kellyann, o 1 cucharada o paquete de proteína con colágeno sin sabor de la Dra. Kellyann (o de 15 a 25 gr de proteína con colágeno sin sabor o vainilla de alta calidad en polvo)

Stevia o fruta del monje (opcional si se usa colágeno sin sabor)

Hielo, añádelo a la batidora o vierte el batido sobre hielo (opcional)

Combina el agua, la leche de coco enlatada, la manzana, la vainilla (si se usa), la canela, la nuez moscada, el colágeno en polvo, la stevia (si se usa) y el hielo (si se usa) en la batidora. Mezcla bien. Adorna con canela o nuez moscada adicional si quieres.

BATIDO DE CHOCOLATE CON FRAMBUESAS

Tiempo de preparación: 3 min • Rendimiento: 1 ración

1 taza de agua, leche de coco (no enlatada) o leche de almendras, sin azúcar y sin carragenina

$^1/_3$ de taza de leche de coco entera enlatada

½ taza de frambuesas, y más para decorar

1 paquete de batido de chocolate con colágeno de la Dra. Kellyann, o 1 cucharada de proteína de caldo de huesos y chocolate de la Dra. Kellyann (o de 15 a 25 gr de proteína con colágeno en polvo de chocolate de alta calidad)

Hielo, añádelo a la batidora o vierte el batido sobre hielo (opcional)

En una batidora, combina el agua, la leche de coco enlatada, las frambuesas, el colágeno en polvo y el hielo (si lo usas). Mezcla bien. Adorna con algunas frambuesas si quieres.

Batido cremoso de naranja

Tiempo de preparación: 3 min • Rendimiento: 1 ración

1 taza de agua, leche de coco (no enlatada) o leche de almendras,
  sin azúcar y sin carragenina
1/3 de taza de leche de coco entera enlatada
1 naranja pequeña, pelada y sin semillas
1 paquete de batido de colágeno de vainilla de la Dra. Kellyann,
  1 cucharada de proteína de caldo de huesos de vainilla de la Dra.
  Kellyann, o 1 cucharada o paquete de proteína con colágeno sin
  sabor de la Dra. Kellyann (o de 15 a 25 gr de proteína con colágeno
  sin sabor o de vainilla, de alta calidad, en polvo)
Stevia o fruta del monje (opcional si se usa colágeno sin sabor)
Hielo, añádelo a la batidora o vierte el batido sobre hielo (opcional)

En una batidora, combina el agua, la leche de coco enlatada, la naranja, el colágeno en polvo, la stevia (si se usa) y el hielo (si se usa). Mezcla bien.

Capítulo 9

DELICIOSAS SOPAS DE CARGA DE CALDO

Las sopas de carga a base de caldo son una pieza central de esta limpieza y te encantarán. Son cálidas, reconfortantes y nutritivas, y te ayudarán a relajarte y descansar tras un largo día.

Llamo a estas sopas reconfortantes «carga de caldo» porque aportan todos los nutrientes del caldo de huesos, además de grasas saludables y verduras llenas de nutrientes. Como resultado, van a hacer de todo, desde fortalecer la pared intestinal hasta eliminar las toxinas, embellecer la piel y hacer que tus ojos brillen. Además, estas sopas harán que no sufras antojos porque son tan abundantes que te mantendrán saciado durante horas y horas.

Aquí tienes un consejo para tomar tu sopa: ¡bébetela lentamente! Comer despacio y conscientemente te permite disfrutar más de la comida y las investigaciones demuestran que te hacen sentir lleno durante más tiempo, lo cual explica por qué comer despacio está relacionado con tener menor peso corporal.[1]

Así que enciende una vela, sírvete la sopa en un bol elegante y disfruta de cada delicioso sorbo. Es el momento perfecto para desacelerar la vida y dejar de lado el estrés de la jornada. El dicho es cierto: la sopa es alimento no sólo para el cuerpo, sino también para el alma.

Por cierto, si quieres crear tus propias sopas, lo cual está muy bien, sigue esta «receta»:

---

1. D. Ferriday *et al.*, «Effects of Eating Rate on Satiety, a Role for Episodic Memory?», *Physiology & Behavior*, 1 de diciembre de 2015, 152(Pt B), 389-96; ncbi.nlm.nih.gov/pubmed/26143189

Sopa de tu propia cosecha

Tiempo de preparación: 5 min • Tiempo de cocción: 5 min
Rendimiento: 1-2 raciones

---

2 tazas de caldo ya preparado

1 ración de grasas saludables (página 72)

2 tazas de verduras de hoja verde o sin almidón (páginas 70 y 71)

½ taza de verduras con almidón (páginas 70 y 71; omite si haces la
versión cetogénica)

Hierbas y especias al gusto (opcional)

Si decides inventar tus propias recetas, aquí tienes algunos consejos para crear sopas llenas de sabor con hierbas o especias:

- El tomillo funciona bien en una sopa cremosa como la coliflor o la crema de champiñones.
- Prueba condimentos mediterráneos como albahaca, orégano y tomillo en una sopa de tomate.
- Haz una sopa al estilo mexicano con comino, chile en polvo y pimentón.
- El eneldo, el perejil y la ralladura de limón son deliciosos en una sopa de pepino fría.
- Si añades hierbas y especias a ¼ o ½ litro de caldo de huesos, empieza añadiendo una pizca o dos de cada hierba o especia y luego sazona al gusto. Si haces más cantidad de sopa de carga de caldo (1 litro o más), empieza con ½ cucharadita de cada hierba o especia que quieras añadir, y luego prueba y corrige el sazonado.

Tanto si eliges una de mis recetas o si haces una propia, la base de la sopa será el caldo de huesos. Éstos son algunos de mis mejores consejos para hacerlo (junto con las instrucciones de Instant Pot).

CONSEJO

• •

Una vez que hayas terminado la limpieza y estés en el Plan de Estilo de Vida de la Dra. Kellyann, puedes convertir muchas de mis recetas de sopas en comidas añadiendo carne. Es una excelente manera de comer sano y estirar el presupuesto familiar. He puesto notas a estas recetas sugiriendo qué carnes puedes añadir tras la limpieza.

CONSEJOS PARA PREPARAR EL CALDO DE HUESOS

Si compras el caldo de huesos en la tienda u online (los caldos de pollo y de huesos de la Dra. Kellyann, disponibles en DrKellyann.com, son una buena opción), puedes omitir esta sección. Pero si eres nuevo en el mundo del caldo de huesos y estás pensando en hacer el tuyo, tengo algunos consejos para ti.

Lo primero que quiero decirte es: ¡relájate! Nada es más sencillo que hacer tu propio caldo de huesos. Después de todo, los primeros humanos elaboraron caldo de huesos sobre pieles de animales al fuego, lo que te dice que no requiere mucha delicadeza. Así que no te preocupes. Si bien el caldo será estupendo, incluso si es perfectamente imperfecto, aquí te pongo algunos consejos para conseguir los mejores resultados:

• Compra huesos ricos en colágeno. Para la carne de vacuno, elige codillos, huesos de articulaciones o huesos con médula si puedes conseguirlos. Para el pollo, elige la carcasa, patas, alas, cuellos y pechugas enteras. Si no estás seguro de qué huesos comprar, pídele ayuda al carnicero. Si te sobran huesos de las cenas, guárdalos y échalos también al caldo. (A mí me gusta añadir algunos huesos con carne, para darle un sabor más rico a mi caldo). Los huesos se pueden echar al caldo ya sea precocidos o crudos.

- Deja que el caldo hierva lentamente, a fuego lento. Asegúrate de cocerlo durante el tiempo mínimo indicado en la receta por lo menos.
- Añade suficiente agua para mantener los ingredientes cubiertos. Esto hará un caldo rico y lleno de sabor.
- Guarda el caldo en recipientes pequeños y mételo en el congelador. De esa manera, se mantendrá fresco y se descongelará rápidamente cuando quieras usarlo.

El caldo debe estar gelatinoso cuando se enfríe, porque está cargado de gelatina. Sin embargo, incluso el caldo que no queda con aspecto gelatinoso tiene gelatina y funcionará. (Algunos consejos para que te quede más gelatinoso la próxima vez: cíñete a los tiempos de cocción y asegúrate de que el caldo cueza a fuego lento en lugar de hervir. Además, pídele al carnicero que seleccione huesos ricos en cartílago). Si quieres que el caldo sea más gelatinoso, siempre puedes añadir un paquete de colágeno en polvo. Por último, no te preocupes si te faltan ingredientes o si quieres omitir algunos. A continuación se ofrecen algunos consejos:

- ¿Sin vinagre? El vinagre ayuda a extraer más nutrientes de los huesos, pero si no tienes, puedes usar zumo de limón o no poner ningún ácido.
- ¿No tienes las especias que pide la receta? Sustituye las especias por otras que te gusten.
- ¿No te gusta el ajo? Pon menos, o nada en absoluto. ¿Te encanta el ajo? Pues llena el caldo de ajo.
- ¿Utilizas huesos carnosos y no puedes permitirte carne de vacuno alimentada con pasto o pollo de corral? Pues quita la grasa de la carne o la piel del pollo y listo.
- ¿Eres alérgico a alguna de las verduras (u odias alguna)? No hay problema, no la pongas.

Como ves, además de fácil de hacer, el caldo de huesos es muy adaptable, así que diviértete poniendo tu sello personal.

Cómo hacer el caldo en una Instant Pot

Si estás liado y no tienes tiempo para supervisar la cocción en una olla corriente, tengo una solución fácil para ti: ¡prepara el caldo en una olla instantánea! Veamos algunos consejos para usar la Instant Pot. Cocer, tanto a alta como a baja presión, puede darnos un caldo rico y gelatinoso. Sin embargo, si tienes un poco de tiempo, la cocción a baja presión te dará resultados mejores y más consistentes.

El tiempo necesario para hacer caldo de huesos en una olla instantánea depende de varios factores, incluido el ajuste de presión que selecciones, así como el tipo y la cantidad de huesos que uses. Sin embargo, para una olla instantánea a alta presión, el caldo de huesos de pollo generalmente lleva noventa minutos, mientras que el caldo de huesos de vacuno generalmente requiere dos horas. Para cocinar a baja presión, el caldo de huesos de pollo lleva dos horas y la carne requiere aproximadamente tres horas.

Estos tiempos se refieren únicamente al tiempo real de cocción a presión. Pero añade un tiempo adicional en los siguientes casos:

* Para asar primero los huesos de ternera (para realzar el sabor)
* Para ponerlos previamente en remojo, en vinagre de sidra
* Para que la Instant Pot alcance la presión adecuada
* Para liberar naturalmente la presión al final (esto puede llevar hasta noventa minutos)

El proceso completo, de principio a fin, generalmente lleva de cuatro a seis horas, lo cual es mucho menos que preparar caldo en una olla de cocción lenta o en una olla corriente al fuego. Y si eres como yo, ¡cada minuto extra que puedas ahorrar cuenta!

	Pollo	Carne	Pescado
Olla/ Olla Lenta	4 a 8 horas	12 a 24 horas	No recomendado
Instant Pot	1,5 a 2 horas/alta presión 2 a 3 horas/baja presión	2 a 3 horas/alta presión 3 a 4 horas/baja presión	No recomendado

Caldo de huesos de vacuno

Tiempo de preparación: 15 min • Tiempo de cocción: de 3 a 12 horas
dependiendo del modo de cocción • Rendimiento: 3,8 litros de caldo

1,5 kg de huesos de vacuno
1 kg o más de huesos carnosos (como rabo de toro, costillas, etc.)
¼ de taza de vinagre de sidra
Agua purificada
2 tomates maduros, cortados en cuartos
2 a 4 zanahorias, lavadas y picadas
3 a 4 ramas de apio, incluidas hojas, picadas en trozos grandes
1 cebolla mediana, cortada en cuartos
1 o 2 dientes de ajo
2 hojas de laurel
2 cucharaditas de sal celta o rosa del Himalaya
1 cucharadita de granos de pimienta

ESPECIAS PARA QUEMAR GRASA QUE PUEDES AÑADIR PARA CONSEGUIR
MÁS PODER QUEMAGRASAS:
1 cucharada de café instantáneo en polvo
1 trozo de jengibre de 2 cm en rodajas
1 puñado de perejil o cilantro
1 cucharadita de cúrcuma fresca o molida
1 punta de cucharadita de cayena
1-2 cucharaditas de comino molido

Coloca todos los huesos en una olla grande, olla de cocción lenta u olla a
presión. Incorpora el vinagre y suficiente agua para cubrirlo todo más 2 o
3 cm. Añade todas las verduras, hierbas y especias. Pon más agua si es necesario. Sigue las instrucciones para el modo de cocción que elijas.

Pon a fuego medio, lleva el agua a hervir y reduce a fuego lento. Tapa y deja cocer a fuego lento durante al menos 12 horas o hasta 24. Añade agua según sea necesario para que los huesos estén siempre cubiertos.

En una olla de cocción lenta, pon agua a fuego lento, tapa y cuece al menos 12 horas o hasta 24. Añade agua según sea necesario para que los huesos estén siempre cubiertos.

En una olla a presión o una Instant Pot, siguiendo las instrucciones de la olla, lleva a presión máxima. Reduce a fuego lento, manteniendo la presión máxima y cuece 3 horas. Deja que la presión se libere naturalmente.

Cuando el caldo esté listo, retira todos los huesos con su carne y vierte el caldo a través de un colador de malla fina, en un bol grande. Desecha los sólidos y reserva la carne para otro uso. (También puedes refrigerar o congelar los huesos y reutilizarlos para hacer más caldo).

Deja que el caldo se enfríe completamente antes de taparlo y colocarlo en la nevera. Una vez frío, el caldo debe quedar muy gelatinoso. Se conservará durante 5 días en la nevera y 3 o más meses en el congelador.

Notas

Los huesos de las articulaciones, el cuello y los codillos son los mejores para hacer caldo de huesos porque tienen la mayor cantidad de colágeno. Los huesos de la médula también son excelentes.

Caldo de huesos de pollo

Tiempo de preparación: 15 min • Tiempo de cocción: 2 a 8 horas
dependiendo de la cocción • Rendimiento: 3,8 litros de caldo

1,5 kg o más de huesos o carcasas de pollo crudo o cocido

1 kg o más de muslos, patas o alas de pollo

6 a 8 patas de pollo (opcional; añadirán una gran cantidad de colágeno al caldo)

¼ de taza de vinagre de sidra

Agua purificada

2 a 4 zanahorias, lavadas y picadas

3 a 4 ramas de apio, incluidas las hojas, picadas en trozos grandes

1 cebolla mediana cortada en trozos grandes

1 o 2 dientes de ajo

1 hoja de laurel

2 cucharaditas de sal celta o rosa del Himalaya

1 cucharadita de granos de pimienta

ESPECIAS PARA QUEMAR GRASA QUE PUEDES AÑADIR PARA CONSEGUIR MÁS PODER QUEMAGRASAS:

2 cm de jengibre fresco rebanado

1 puñado de perejil o cilantro

1 cucharadita de cúrcuma fresca o molida

1 punta de cucharadita de cayena

1 o 2 cucharaditas de comino molido

Coloca todos los huesos en una olla grande, olla de cocción lenta u olla a presión. Añade el vinagre y suficiente agua purificada para cubrir todo más 2 cm. Incorpora todas las verduras, hierbas y especias. Pon más agua si es necesario. Sigue las instrucciones para el modo de cocción que escojas.

A fuego medio, lleva el agua a ebullición y reduce a fuego lento. Tapa y deja cocer a fuego lento durante al menos 4 horas y hasta 8. Añade agua según sea necesario para que los huesos estén siempre cubiertos.

En una olla de cocción lenta, pon a fuego lento, tapa y cuece 8 horas. En una olla a presión o Instant Pot, siguiendo las instrucciones de la olla, lleva a presión máxima. Reduce a fuego lento, manteniendo la presión máxima, y cuece 2 horas. Deja que la presión se libere naturalmente.

Cuando el caldo esté listo, retira todos los huesos y la carne y vierte el caldo a través de un colador de malla fina en un bol grande. Desecha los sólidos y reserva la carne para otro uso. (También puedes refrigerar o congelar los huesos y reutilizarlos para hacer más caldo). Deja que el caldo se enfríe completamente antes de taparlo y meterlo en la nevera. Una vez frío, el caldo debe quedar muy gelatinoso. Se conservará durante 5 días en la nevera y 3 o más meses en el congelador.

CALDO DE HUESOS DE POLLO ASADO

Tiempo de preparación: 15 min • Tiempo de cocción: 2 a 8 horas dependiendo de la cocción • Rendimiento: 3,8 litros de caldo

3 o más carcasas de pollo asado

1 kg o más de muslos y alas de pollo asado o 6 a 8 patas y alas de pollo (opcional; añadirán una gran cantidad de colágeno al caldo)

¼ de taza de vinagre de sidra

Agua purificada

2 a 4 zanahorias lavadas y picadas

3 a 4 ramas de apio, incluidas las hojas, picadas en trozos grandes

1 cebolla mediana en trozos grandes

1 o 2 dientes de ajo

1 hoja de laurel

2 cucharaditas de sal celta o rosa del Himalaya

1 cucharadita de granos de pimienta

2 cm de jengibre fresco rebanado

1 puñado de perejil o cilantro

1 cucharadita de cúrcuma fresca o molida

1 punta de cucharadita de cayena

1 a 2 cucharaditas de comino molido

Coloca todos los huesos en una olla grande, olla de cocción lenta u olla a presión. Incorpora el vinagre y suficiente agua purificada para cubrir todo más 2 cm. Añade todas las verduras, hierbas y especias. Pon más agua si es necesario. Sigue las instrucciones para el modo de cocción que escojas.

A fuego medio, lleva el agua a ebullición y reduce a fuego lento. Tapa y deja cocer a fuego lento al menos 4 horas o hasta 8. Añade agua según sea necesario para que los huesos estén siempre cubiertos.

En una olla de cocción lenta, pon a fuego lento, tapa y deja cocer durante 8 horas. En una olla a presión o Instant Pot, siguiendo las instrucciones de la olla, lleva a presión máxima. Reduce a fuego lento, manteniendo la presión máxima y cuece 2 horas. Deja que la presión se libere naturalmente.

Cuando el caldo esté listo, retira todos los huesos y la carne y vierte el caldo a través de un colador de malla fina en un bol grande. Desecha los sólidos y reserva la carne para otro uso. (También puedes refrigerar o congelar los huesos y reutilizarlos para hacer más caldo).

Deja que el caldo se enfríe por completo antes de cubrirlo y colocarlo en la nevera. Una vez frío, el caldo debe quedar muy gelatinoso. Se conservará durante 5 días en la nevera y 3 o más meses en el congelador.

Caldo de huesos de pavo

Tiempo de preparación: 15 min • Tiempo de cocción: 2 a 8 horas dependiendo de la cocción • Rendimiento: 3,8 litros de caldo

1,5 kg o más de huesos o carcasas de pavo crudo o cocido

1 kg o más de muslos, patas o alas de pavo

6 a 8 patas de pollo (opcional; añadirán gran cantidad de colágeno al caldo)

¼ de taza de vinagre de sidra

Agua purificada

2 a 4 zanahorias lavadas y picadas

3 a 4 ramas de apio, incluidas las hojas, picadas en trozos grandes

1 cebolla mediana cortada en trozos grandes

1 o 2 dientes de ajo

1 cucharadita de salvia seca

2 cucharaditas de sal celta o rosa del Himalaya

1 cucharadita de granos de pimienta

ESPECIAS PARA QUEMAR GRASA QUE PUEDES AÑADIR PARA CONSEGUIR MÁS PODER QUEMAGRASAS:

2 cm de jengibre fresco rebanado

1 puñado de perejil o cilantro

1 cucharadita de cúrcuma fresca o molida

1 punta de cucharadita de cayena

1 a 2 cucharaditas de comino

Coloca todos los huesos en una olla grande, olla de cocción lenta u olla a presión. Incorpora el vinagre y suficiente agua purificada para cubrir todo más 2 cm. Añade todas las verduras, hierbas y especias. Pon más agua si es necesario. Sigue las instrucciones para el modo de cocción que escojas.

A fuego medio, lleva el agua a ebullición y reduce a fuego lento. Tapa y deja cocer a fuego lento durante al menos 4 horas y hasta 8. Añade agua según sea necesario para que los huesos estén siempre cubiertos.

En una olla de cocción lenta, pon a fuego lento, tapa y deja cocer durante 8 horas. En una olla a presión o Instant Pot, siguiendo las instrucciones de la olla, lleva a presión máxima. Reduce a fuego lento, manteniendo la presión máxima y cuece 2 horas. Deja que la presión se libere naturalmente.

Cuando el caldo esté listo, retira todos los huesos y la carne y vierte el caldo a través de un colador fino en un bol grande. Desecha los sólidos y reserva la carne para otro uso. (También puedes refrigerar o congelar los huesos y reutilizarlos para hacer más caldo).

Deja que el caldo se enfríe por completo antes de cubrirlo y colocarlo en la nevera. Una vez frío, el caldo debe quedar muy gelatinoso y se conservará durante 5 días en la nevera y 3 o más meses en el congelador.

CALDO DE ESPINAS Y MARISCO

Tiempo de preparación: 15 min • Tiempo de cocción: 45 a 65 min
Rendimiento: 3,8 litros de caldo

2 cucharadas de ghee (véase la página 72) o mantequilla bío

2 a 4 zanahorias, lavadas y picadas

3 a 4 ramas de apio, incluidas las hojas, picadas en trozos grandes

1 cebolla mediana cortada en trozos grandes

1 kg o más de espinas y cabezas de pescados grandes no grasos
(fletán, bacalao, lenguado, pez de roca, rodaballo, etc.), enjuagado
   y sin agallas

12 o más cáscaras y colas de gambas, lavadas y enjuagadas

Agua purificada

1 cucharada de mezcla de especias para encurtir

1 cucharadita de granos de pimienta

ESPECIAS PARA QUEMAR GRASA QUE PUEDES AÑADIR PARA CONSEGUIR MÁS PODER QUEMAGRASAS:

2 cm de jengibre fresco rebanado
1 puñado de perejil o cilantro
1 cucharadita de cúrcuma fresca o molida
1 punta de cucharadita de cayena

En una olla grande, derrite el ghee a fuego medio-bajo a bajo. Incorpora las zanahorias, el apio y la cebolla y cuece, removiendo ocasionalmente, durante unos 20 minutos.

Pon las espinas de pescado, las cáscaras y las colas de gamba en suficiente agua purificada para cubrir todo más 2 cm. Añade las especias para encurtir y los granos de pimienta pon la olla a fuego medio. Lleva el agua a ebullición y reduce a fuego lento. Usa una espumadera para retirar la espuma de la parte superior del caldo. Cuece de 25 a 40 minutos a fuego lento, parcial o totalmente destapado. Continúa limpiando la superficie de espuma según sea necesario.

Cuando el caldo esté listo, retira todos las espinas y cáscaras y vierte el caldo a través de un colador de malla fina en un bol grande. Tira los sólidos y deja que el caldo se enfríe por completo antes de taparlo y meterlo en la nevera.

Una vez frío, el caldo debe quedar muy gelatinoso, se conservará durante 3 días en la nevera y 3 o más meses en el congelador.

Notas
Como las espinas de pescado son tan blandos y el proceso de cocción tan rápido, no debes preparar caldo de pescado en una olla de cocción lenta ni en olla a presión.

Caldo de verduras (para opción vegetariana)

Tiempo de preparación: 20 min • Tiempo de cocción: 4 a 5 horas
Rendimiento: 1,8 litros de caldo

7 u 8 ramas de apio en trozos de 5 cm

4 cebollas dulces cortadas en cuartos

4 o 5 zanahorias grandes en trozos de 5 cm

2 tomates grandes o 3 medianos en cuartos

1 pimiento rojo sin semillas y en rodajas gruesas

3 nabos medianos cortados en cuartos (opcional)

¼ de taza de aceite de oliva

3 dientes de ajo

2 dientes enteros

1 hoja de laurel

5 a 6 granos de pimienta

3,8 litros de agua purificada

Precalienta el horno a 210 °C. Coloca el apio, las cebollas, las zanahorias, los tomates, el pimiento y los nabos (si los usas) en un bol grande. Vierte el aceite de oliva y remueve para cubrir uniformemente. Extiende las verduras en una sola capa en 2 o más bandejas. (Cuando las verduras están demasiado juntas, se cuecen en lugar de asarse, y perderán los deliciosos aromas que se liberan en el asado). Asa de 45 a 60 minutos, dándoles la vuelta cada 20 minutos. Las verduras deben estar doradas y tostadas por fuera pero tiernas por dentro, y las cebollas deben estar parcialmente caramelizadas.

Coloca las verduras asadas, el ajo, la hoja de laurel y los granos de pimienta en una olla grande. Añade el agua purificada, lleva a ebullición e inmediatamente reduce a fuego lento y cuece, sin tapar, de 3 a 4 horas, o hasta que el caldo se reduzca a la mitad. Vierte el caldo a través de un colador de malla fina en un bol grande. Guarda las verduras en un recipiente tapado y deja que el caldo se enfríe completamente antes de taparlo y meterlo en la nevera.

El caldo se mantendrá hasta 5 días en la nevera y hasta 6 meses en el congelador.

Notas

Al asar verduras frescas se obtiene un perfil de sabor muy mejorado debido a los aromas que se desprenden durante el asado en seco, razón por la que las asamos para este caldo. Lleva un poco más de tiempo, pero vale la pena una hora más en el horno.

Se sugieren los nabos porque añaden un sabor terroso profundo. Guarda las verduras del caldo para su uso posterior. ¡Son deliciosas frías o calientes!

Variaciones del caldo

Puedes condimentar todas las recetas de caldo con cualquiera de las hierbas y especias para quemar grasa enumeradas en las páginas 76 a 78 o con cualquier variación de los condimentos para crear los sabores que prefieras.

Para un caldo al estilo chino, pon un 1 trozo de 5 cm de jengibre fresco (en rodajas), cebolletas, citronela, cilantro, polvo de cinco especias chinas y pimienta blanca.

Para un estilo tailandés, pon un 1 trozo de 5 cm de jengibre fresco (en rodajas), citronela, cebolletas, hojas de lima kaffir, galanga y pimienta blanca.

Para un caldo picante con sabores mexicanos, añade cilantro, comino, cayena, canela y jalapeños u otros chiles.

Para un caldo al estilo italiano, añade tomates, condimento italiano, albahaca, perejil, mejorana, hinojo, semillas de anís y orégano.

CARGA DE CALDO

BORSCHT (SOPA RUSA DE COL Y REMOLACHA)

Esta sopa tradicional de Europa del Este combina sabores agridulces. Las remolachas ofrecen dulzura y el vinagre de vino tinto añade un poco de sabor. El borscht se puede servir caliente o frío, lo que lo convierte en una excelente sopa para todo tipo de clima. El borscht es una de esas sopas que o te encanta o la odias. Me recuerda a las remolachas en escabeche y al repollo, así que si esos sabores están en tu lista de favoritos, es probable que disfrutes de esta sopa.

Tiempo de preparación: 20 min • Tiempo de cocción: 40 min
Rendimiento: 4 raciones

---

2 cucharadas de ghee *(véase* la página 72) o mantequilla bío

1 diente de ajo picado

1 cebolla mediana en cubitos

1 puerro, sólo partes blancas y verde pálido, en aros finos

2 zanahorias en aros finos

2 ramas de apio rebanadas finamente

¼ o ½ cabeza de col rizada o col verde (aproximadamente 3 tazas)

4 tazas de caldo de huesos de vacuno (página 204) o caldo de colágeno de la Dra. Kellyann

1 hoja de laurel

½ cucharadita de mejorana seca

2 remolachas medianas peladas y ralladas

1 cucharada de vinagre de vino tinto o vinagre balsámico (opcional para un sabor más dulce)

2 o más cucharadas de eneldo fresco picado

1½ cucharaditas de sal celta o rosa del Himalaya

½ cucharadita de pimienta negra recién molida

En una olla grande, derrite el ghee a fuego medio. Añade el ajo, la cebolla y el puerro y reduce el fuego a medio-bajo.

Saltea durante unos 5 minutos. Añade las zanahorias, el apio y la col, sube a fuego medio y tapa, removiendo ocasionalmente, durante unos 10 minutos, hasta que se ablanden.

Añade el caldo de huesos, la hoja de laurel, la mejorana y cuece a fuego lento unos 10 minutos. Incorpora las remolachas. Baja a fuego medio-bajo y luego cuece a fuego lento 15 minutos, hasta que todas las verduras estén tiernas. Echa el vinagre, el eneldo, la sal y la pimienta y sirve.

Notas

Si te gusta el sabor de las semillas de alcaravea (piensa en pan de centeno), pon 1 o 2 cucharaditas cuando incorpores las zanahorias, el apio y la col.

SOPA DE CALABAZA

Esta sopa dorada lleva la calabaza a un nivel completamente nuevo. Si no quieres pelar y cortar una calabaza entera, muchas tiendas ofrecen la comodidad de la calabaza ya cortada a cubos y lista para cocinar, lo que te permite ahorrar tiempo en la cocina. También puedes usar calabaza kabocha, a veces llamada calabaza japonesa, y que es rechoncha con rayas verdes; sabe muy parecida al boniato.

Tiempo de preparación: 20 min • Tiempo de cocción: 25 min
Rendimiento: 4 raciones

1 cucharada de ghee *(véase* la página 72) o mantequilla bío
1 diente de ajo picado
1 cebolla mediana en cubitos
1 calabaza mediana (1,5 kg) butternut o kabocha en cubos
   (aproximadamente 4 tazas)

2 zanahorias en rodajas

4 tazas caldo de huesos de pollo (página 206) o pavo (página 209)
    o caldo de colágeno de la Dra. Kellyann

1 ramita de salvia fresca o ¼ de cucharadita de salvia seca

1 cucharadita de canela en polvo

1 cucharadita de nuez moscada molida

¹/₈ de cucharadita de pimienta de cayena

2 dientes enteros

1 trozo de jengibre fresco de 2 cm pelado y rallado

1 lata (300 o 400 ml) de leche de coco entera sin azúcar

1 cucharadita de sal celta o rosa del Himalaya

½ cucharadita de pimienta negra recién molida

En una olla grande, derrite el ghee a fuego medio. Añade el ajo y la cebolla y sofríe durante unos 5 minutos. Añade la calabaza, las zanahorias, el caldo de huesos, la salvia, la canela, la nuez moscada, la pimienta de cayena, el clavo y el jengibre. Deja cocer a fuego lento y remueve, luego reduce el fuego a medio-bajo. Tapa y remueve de vez en cuando, durante unos 20 minutos, hasta que la calabaza esté tierna. Hazlo puré con una batidora hasta que quede suave. Devuelve a la olla, incorpora la leche de coco y cuece a fuego lento unos 5 minutos o hasta que esté bien caliente. Añade la sal y la pimienta y prueba para ajustar el condimento. Sirve caliente.

Notas

Ten cuidado al mezclar líquidos calientes. Si usas una batidora o procesador de alimentos, hazlo en varias veces, cubriendo la parte superior de la batidora con un paño de cocina limpio para evitar quemarte.

Esta sopa está buena justo después de hacerla, pero está mucho mejor al día siguiente porque los sabores se han asentado.

SOPA DE POLLO CON COLIRROZ

¿Cómo es posible que no te guste la sopa de pollo con arroz? Es un alimento básico. Me recuerda a cuando era niña y mi madre siempre tenía una olla de caldo de pollo, tanto para sopa como para otros platos. Ella me hacía arroz especialmente para mí, porque me gustaba más que los fideos. Si eres un amante de los fideos, cambia el colirroz por zoodles, pero no los incorpores hasta el final, sólo para calentarlos.

Tiempo de preparación: 20 min • Tiempo de cocción: 25 min
Rendimiento: 4 raciones

---

2 cucharadas de ghee *(véase* la página 72) o mantequilla bío
1 cebolla pequeña en cubitos
1 coliflor mediana, picada en trocitos como de arroz (4 a 5 tazas)
2 ramas de apio cortadas en cubitos
2 zanahorias medianas cortadas en cubitos
4 tazas de caldo de huesos de pollo (página 206) o caldo de colágeno
   de la Dra. Kellyann
1 lata (300 a 400 gr) de leche de coco entera sin azúcar
¼ de taza de perejil fresco picado grueso
1 cucharadita de tomillo fresco o ½ cucharadita de tomillo seco
1 punta de cucharadita de sal celta o rosa del Himalaya
½ cucharadita de pimienta negra recién molida

En una olla grande, derrite el ghee a fuego medio-alto. Incorpora la cebolla y reduce el fuego a medio-bajo. Saltea de 3 a 5 minutos, hasta que la cebolla esté transparente. Incorpora la coliflor, el apio y las zanahorias y sofríe durante unos 8 minutos, hasta que las verduras estén tiernas. Añade el caldo de huesos, la leche de coco, el perejil y el tomillo y deja que hierva. Inmediatamente reduce el fuego y cuece a fuego lento de 8 a 10 minutos para que se caliente. Echa la sal y la pimienta y ajusta los condimentos al gusto. Sirve inmediatamente.

SOPA CREMOSA DE ESPÁRRAGOS

Los espárragos ofrecen importantes beneficios para la salud. Contribuyen a la salud digestiva en general, un beneficio de toda esa fibra soluble e insoluble. También es un diurético natural y ayuda a eliminar el exceso de líquido del organismo. Los espárragos también están cargados de ácido fólico, vitaminas y minerales.

Tiempo de preparación: 15 min • Tiempo de cocción: 25 min
Rendimiento: 4 a 6 raciones

---

2 cucharadas de ghee *(véase* la página 72) o mantequilla bío
1 diente de ajo picado
2 puerros, sólo las partes blancas y verde pálido, en aros finos
1 tallo de apio en rodajas
4 tazas de caldo de huesos de pollo (página 206) o caldo de colágeno
  de la Dra. Kellyann
400 gr de espárragos en trozos de 2 cm
1 lata (300 a 400 gr) de leche de coco entera sin azúcar
1 pizca de nuez moscada molida y más para servir
1 cucharadita de sal celta o rosa del Himalaya
½ cucharadita de pimienta negra recién molida, y más para servir
1 cucharadita de arrurruz, mezclado con 1 cucharada de agua

En una olla grande, derrite el ghee a fuego medio-alto. Añade el ajo, los puerros, el apio y reduce el fuego a medio-bajo. Saltea de 6 a 8 minutos para que se ablanden. Sube el fuego a medio-alto y añade el caldo de huesos y los espárragos. Cuando la sopa empieza a hervir, reduce el fuego a medio-bajo y cuece a fuego lento de 15 a 20 minutos, hasta que los espárragos estén tiernos.

Haz una crema con una batidora, hasta que quede suave. Devuelve a la olla e incorpora la leche de coco, la nuez moscada, la sal, la pimienta y la mezcla de arrurruz. Cuece a fuego lento de 3 a 5 minutos, hasta que la sopa espese, añadiendo más arrurruz si quieres una sopa más espesa. Sirve caliente y decora con pimienta negra recién molida y nuez moscada si lo deseas.

Notas

Ten cuidado al mezclar líquidos calientes. Si usas una batidora, hazlo en varias veces, cubriendo la parte superior de la batidora con un paño de cocina limpio para evitar quemarte.

SOPA CREMOSA DE CALABAZA CON ESPECIAS DE LA INDIA

Cuando el otoño muestra sus maravillosos colores, pensamos en todo lo relacionado con la calabaza, y esta sopa no es una excepción. Es una sopa abundante, cálida y aromática, perfecta para los días más fríos. También es fabulosa al día siguiente porque las especias han tenido tiempo de fusionarse y asentarse, realzando aún más los sabores.

Tiempo de preparación: 20 min • Tiempo de cocción: 25 min
Rendimiento: 4 raciones

---

1 cucharada de aceite de coco, ghee *(véase* página 72) o mantequilla bío
1 cebolla mediana en cubitos (aproximadamente 1,5 tazas)
2 dientes de ajo picados
2 ramas de apio, picadas
1 trozo de jengibre fresco (no en polvo) de 2 cm pelado y picado
   (aproximadamente 2 cucharaditas)
2 cucharaditas de comino molido
1 cucharadita de cilantro molido
1 punta de cucharadita de cardamomo molido
½ cucharadita de copos de chile

2 latas de calabaza (400 gr) (que no sean para rellenar pasteles), o 4 tazas
de calabaza asada

4 tazas de caldo de huesos de pollo (página 206) o caldo de colágeno
de la Dra. Kellyann

1 lata (300 a 400 gr) de leche de coco entera sin azúcar

1,5 cucharaditas de sal celta o rosa del Himalaya

2 cucharadas de semillas de calabaza tostadas, para decorar (opcional)

En una olla grande, derrite el aceite de coco a fuego medio. Añade la cebolla, el ajo y el apio y saltea de 3 a 5 minutos, hasta que la cebolla esté transparente. Incorpora el jengibre, el comino, el cilantro, el cardamomo y los copos de chile y cuece unos 5 minutos, o hasta que las especias despidan aromas.

Añade la calabaza y el caldo huesos y cuece a fuego lento de 15 a 20 minutos. Haz una crema con una batidora hasta que quede suave. Devuelve a la olla, echa la leche de coco y calienta. Añade sal y pimienta y corrige los condimentos si fuera necesario. Sirve inmediatamente. Adorna con unas semillas de calabaza tostadas (si las usas).

Notas

Una calabaza fresca de 1,5 kg producirá aproximadamente 2 tazas de puré de calabaza. Ten cuidado al mezclar líquidos calientes. Si usas una batidora, hazlo en varias veces cubriendo la parte superior de la batidora con un paño de cocina limpio para evitar quemarte. Esta sopa está aún mejor al día siguiente, cuando las especias hayan tenido tiempo de mezclarse.

SOPA DE COLIFLOR ASADA AL CURRY

El curry en polvo es una combinación de especias aromáticas, no una especia sola. Hay gran variedad de combinaciones, pero suelen contener cilantro, comino, cúrcuma, fenogreco y chiles. Muchas otras especias se usan en el curry: jengibre, alcaravea, ajo, canela, nuez moscada, hojas de curry y pimienta negra. Combina siempre con especias calientes, que tienen una serie de beneficios importantes para la salud.

Tiempo de preparación: 20 min • Tiempo de cocción: 45 min
Rendimiento: 4 a 6 raciones

---

1 coliflor mediana en ramilletes
½ cebolla mediana cortada en cuartos y separada
2 dientes de ajo picados
¼ de taza de aceite de oliva
2 cucharadas de vinagre de vino tinto
1 cucharada de curry en polvo
½ cucharada de pimentón
1 cucharadita de sal celta o rosa del Himalaya
½ cucharadita de pimienta negra recién molida
¼ de cucharadita de cúrcuma fresca o molida
4 tazas de caldo de huesos de pollo (página 206) o caldo de colágeno de la Dra. Kellyann
½ taza de leche de coco entera sin azúcar enlatada
¹/₈ de taza de cilantro picado (opcional)

Precalienta el horno a 200 °C. En un bol grande, coloca la coliflor, la cebolla y el ajo. En un bol pequeño, combina el aceite, el vinagre, el curry en polvo, el pimentón, la sal, la pimienta y la cúrcuma y bate hasta que esté bien mezclado. Vierte la mezcla de aceite sobre la coliflor. Cubre uniformemente y extiende en una sola capa, en dos bandejas, dejando suficiente espacio alrededor de las verduras. Asa unos 40 minutos, dándoles la vuelta a mitad de cocción. Las verduras deben estar doradas y tostadas por fuera, pero tiernas por dentro.

En una olla grande, combina las verduras asadas y el caldo de huesos. Haz puré con una batidora hasta que quede suave. Devuelve a la olla, añade la leche de coco y calienta. Adorna con el cilantro (si lo usas) y sirve inmediatamente.

Notas

Al asar las verduras, asegúrate de no juntarlas demasiado, ya que se cocerán en lugar de asarse y perderán los deliciosos aromas que se liberan.

Ten cuidado al mezclar líquidos calientes. Si usas una batidora, hazlo en varias veces cubriendo la parte superior de la batidora o procesador de alimentos con un paño de cocina limpio para evitar quemarte. Los sabores se intensifican durante la noche, por lo que esta sopa tendrá un sabor aún mejor al segundo día.

SOPA DETOX DE VERDURAS

Todas estas verduras buenas para ti, junto con el jengibre, la cúrcuma, la canela y la pimienta de cayena, mantendrán tu metabolismo acelerado y ayudarán a que los kilos se derritan. Puedes añadir o restar verduras según tus preferencias personales, siempre que estén en la lista de verduras aprobadas. ¡Buen provecho!

Tiempo de preparación: 20 min • Tiempo de cocción: 35 min
Rendimiento: 6 raciones

---

2 cucharadas de aceite de oliva, y más para servir
1 diente de ajo picado
1 cebolla mediana en cubitos

6 tazas de caldo de huesos de pollo (página 206) o caldo de colágeno de la Dra. Kellyann

2 zanahorias en rodajas finas

2 ramas de apio en rodajas finas

1 taza de ramilletes de brócoli o coliflor en trozos de 1 cm

1 taza de col rizada, sin tallos, cortada en tiras

1 taza de repollo cortado en tiras

8 tomates cherry cortados por la mitad

½ taza de perejil o albahaca picada

1 trozo de jengibre fresco de 2 cm pelado y rallado

1 cucharadita de cúrcuma fresca o molida

½ cucharadita de canela en polvo

1 pizca o más de pimienta de cayena

2 cucharaditas de sal celta o rosa del Himalaya

1 cucharadita de pimienta negra recién molida

En una olla grande, calienta el aceite de oliva a fuego medio-alto. Añade el ajo y la cebolla y sofríe de 3 a 5 minutos, hasta que la cebolla esté transparente. Incorpora el caldo de huesos, las zanahorias, el apio, el brócoli, la col rizada, el repollo, los tomates, el perejil, el jengibre, la cúrcuma, la canela, la pimienta de cayena, la sal y la pimienta negra y cuece a fuego lento. Tapa, removiendo ocasionalmente, de 20 a 30 minutos, hasta que las verduras estén tiernas. Sirve la sopa en un bol y rocía con 1 cucharadita de aceite de oliva.

Verduras con pollo al limón

El limón ofrece muchos beneficios para la salud: favorece la hidratación y la pérdida de peso, proporciona mucha vitamina C y ayuda a la digestión, por nombrar sólo algunos. Junto con todos los beneficios del caldo de huesos y una ración saludable de verduras, esta sopa seguramente te gustará. Yo la llamo «sopa bienestar».

Tiempo de preparación: 20 min • Tiempo de cocción: 25 min
Rendimiento: 4 a 6 raciones

---

2 cucharadas de ghee *(véase* la página 72) o mantequilla bío

1 diente de ajo picado

1 puerro, sólo partes blancas y verde pálido, en aros finos

4 tazas de caldo de huesos de pollo (página 206) o caldo de colágeno de la Dra. Kellyann

2 zanahorias en rodajas

2 ramas de apio en rodajas

1 a 2 tazas de calabacín en cubitos

2 cucharaditas de ralladura de limón

2 cucharadas de zumo de limón fresco

¼ de taza de perejil o albahaca picada gruesa

1 cucharadita de hierbas provenzales

1 cucharadita de sal celta o rosa del Himalaya

½ cucharadita de pimienta negra recién molida

2 tazas o más de espinacas tiernas sin apretar

Rodajas de limón, para servir

En una olla grande, derrite el ghee a fuego medio-alto. Añade el ajo y los puerros y sofríe de 3 a 5 minutos a fuego medio. Incorpora el caldo de huesos, las zanahorias, el apio, el calabacín, la ralladura de limón, el zumo de limón, el perejil, las hierbas provenzales, la sal y la pimienta y cuece a fuego lento. Tapa, removiendo ocasionalmente, unos 20 minutos, o hasta que las zanahorias estén tiernas. Pon las espinacas y sírvelas con rodajas de limón.

SOPA DE VERDURAS ASADAS

Asar ayuda a liberar los azúcares naturales de las verduras. Esta caramelización ocurre cuando no se usa agua en la cocción. Los azúcares de las verduras se descomponen por el calor, creando cientos de compuestos aromáticos que producen diversos sabores complejos. Asar verduras antes de añadirlas al caldo de huesos añade todos esos sabores intensos y ricos a la sopa.

Tiempo de preparación: 20 min • Tiempo de cocción: 40 min
Rendimiento: 4 a 6 raciones

---

2 tazas de calabaza, cortada en 1 trozos de 1 cm

1 taza de ramilletes de brócoli en trozos de 1 cm

1 a 2 calabacines, cortados por la mitad, a lo largo, en medias lunas gruesas (aproximadamente 1 taza)

1 taza de ramilletes de coliflor en trozos de 1 cm

1 cebolla mediana dulce en trozos de 1 cm

¼ de taza de aceite de oliva

1 cucharadita o más de bouquet garni, hierbas provenzales o condimento italiano

1,5 cucharaditas de sal celta o rosa del Himalaya

½ cucharadita de pimienta negra recién molida

4 tazas de caldo de huesos de pollo (página 206), pavo (página 209) o vacuno (página 204) o caldo con colágeno de la Dra. Kellyann

Precalienta el horno a 210 °C. En un bol grande, coloca la calabaza, el brócoli, el calabacín, la coliflor y la cebolla y luego vierte el aceite de oliva, los condimentos, la sal y la pimienta. Mezcla para cubrir uniformemente y extiende en una capa de verduras en dos bandejas, dejando suficiente espacio alrededor de las verduras. Ásalas de 30 a 40 minutos, dándoles la vuelta a mitad del asado. Deben estar doradas y tostadas por fuera y tiernas por dentro.

En una olla grande, vierte el caldo de huesos y coloca a fuego medioalto. Cuando el caldo empiece a cocer a fuego lento, incorpora las verduras, reduce el fuego y sigue cociendo a fuego lento. Prueba y ajusta el condimento a tu gusto. Sirve inmediatamente.

Notas

Debido a que las diferentes verduras necesitan diferentes tiempos para asarse, asegúrate de cortar la calabaza a trozos muy pequeños para acortar el tiempo de asado. Ésa es la misma razón por la que el calabacín se corta en trozos más gruesos. Básicamente, cuanto más dura sea la verdura, mayor será su tiempo de asado.

Al asar las verduras, asegúrate de no juntarlas demasiado, ya que se cocerán al vapor en lugar de asarse, y perderán los deliciosos aromas que se liberan.

También puedes guardar las verduras asadas en la nevera hasta que quieras un plato de sopa. Con una cuchara, vierte suficientes verduras para llenar el bol de sopa hasta la mitad, añade un cucharón en caldo de huesos y ponlo al fuego para calentarla.

También puedes sustituir cualquiera de las verduras por otras sin almidón.

Dependiendo de cuántas verduras uses, es posible que quieras poner más caldo de huesos.

SOPA TAILANDESA DE CURRY ROJO

La sopa tailandesa de curry rojo es una de mis comidas favoritas cuando me apetece algo picante. Es muy muy saludable y aterciopelada. Cuando se cocina con curry, un poco de dulzura puede ayudar a equilibrar el picante.

Tiempo de preparación: 15 min • Tiempo de cocción: 25 min
Rendimiento: 4 raciones

---

1 cucharada de aceite de coco

2 dientes de ajo machacados

1 cebolla pequeña cortada en rodajas finas

1 pimiento rojo cortado en tiras finas

3 baby bok choy picados gruesos

100 gr de champiñones blancos, portobello o setas shiitake en rodajas (aproximadamente 1 taza)

Un trozo de jengibre fresco de 2,5 cm pelado y rallado

1 a 1,5 cucharadas de pasta de curry rojo

4 tazas de caldo de huesos de pollo (página 206) o caldo con colágeno de la Dra. Kellyann

1 lata (300 a 400 gr) de leche de coco entera sin azúcar

1 cucharada de salsa de pescado

Stevia o fruta del monje, para igual a 2 o 3 cucharaditas de azúcar

3 cebolletas verdes, partes blancas y verdes, cortadas en rodajas finas

1/3 de taza de hojas de cilantro

1/4 de taza de hojas de albahaca

Zumo de 1/2 lima (aproximadamente 2 cucharadas)

1 cucharadita de sal celta o rosa del Himalaya

1/2 cucharadita de pimienta blanca recién molida

En una olla grande, derrite el aceite de coco a fuego medio. Añade el ajo, la cebolla, el pimiento, el bok choy y las setas y saltea de 8 a 10 minutos, hasta que se ablanden las verduras. Añade el jengibre y la pasta de curry rojo y cocina hasta que desprenda aroma, de 1 a 2 minutos. Añade el caldo de huesos y la leche de coco.

Lleva a ebullición reduce el fuego a bajo inmediatamente. Cocina a fuego lento durante unos 10 minutos para que se mezclen los sabores. Añade la salsa de pescado y el edulcorante. Retira del fuego y añade las cebolletas verdes, el cilantro, la albahaca, el zumo de lima, la sal y la pimienta blanca. Prueba y ajusta los condimentos a tu gusto. Sirve inmediatamente.

Notas

Una deliciosa sugerencia para servir esta sopa es echarla sobre colirroz calentado para obtener una sopa más sustanciosa.

Si no tienes experiencia con la pasta de curry rojo tailandesa, es mejor empezar con poca cantidad, especialmente si está muy fresca. Siempre se puede añadir más. Empieza con 1 cucharada y ajusta al final. Los sabores se intensifican durante la noche, por lo que la sopa está aún mejor al día siguiente. Puedes encontrar pasta de curry rojo tailandesa en la sección asiática de la mayoría de los supermercados. Suele venir en un tarro pequeño.

Ésta es otra gran sopa que puede hacer como un plato principal después de completar la limpieza. Simplemente, añade gambas peladas y desvenadas o pollo, unos 100 gr por persona. Justo después de derretir el aceite de coco en el primer paso, saltea el pollo cortado en trozos pequeños o las gambas durante unos 3 minutos. A continuación, continúa con la receta. Si vas a añadir pollo asado pollo asado o gambas cocidas, agrégalos a la olla cuando añadas el caldo.

TOM KHA GAI (SOPA DE POLLO Y COCO)

¿Conoces esta maravillosa sopa cremosa que se sirve en los restaurantes tailandeses y que llega a la mesa hirviendo a fuego lento en una olla calentada con una llama? ¡Pues es ésta! Tradicionalmente se sirve para dos o más personas, creando una comida comunitaria perfecta. Ahora puedes servirla en casa y es muy fácil de preparar.

Tiempo de preparación: 15 min • Tiempo de cocción: 25 min
Rendimiento: 4 raciones

---

1 cucharada de aceite de coco

1 tallo de citronela en trozos de 5 cm

1 trozo de jengibre fresco de 2 cm pelado y en rodajas finas

8 hojas de lima kaffir o 1 cucharada de ralladura de lima

2 cucharadas de zumo de lima

1 tallo de apio en rodajas

4 tazas de caldo de huesos de pollo (página 206) o caldo de colágeno
de la Dra. Kellyann

200 o 300 gr de champiñones blancos, portobello, setas shiitake,
ostra (alrededor de 3 a 4 tazas)

1 lata (300 a 400 gr) de leche de coco entera sin azúcar

1,5 cucharadas de salsa de pescado

½ cucharadita de sal celta o rosa del Himalaya

1 punta de cucharadita copos de chile, y más para decorar

½ cucharadita de pimienta blanca recién molida

¼ de taza de cilantro picado, y más para decorar

Stevia o edulcorante de frutas de monje, equivalente a 1 cucharadita
de azúcar

Rodajas de lima fresca

En una olla grande, derrite el aceite de coco a fuego medio-alto. Añade la citronela, el jengibre, las hojas de kaffir, el apio y el caldo de huesos. Lleva ebullición y reduce a fuego lento. Cuece unos 10 minutos para fusionar los sabores. Cuela el caldo en un bol grande y desecha los sólidos.

Devuelve el caldo a la olla e incorpora los champiñones y las setas. Cuece a fuego lento durante otros 5 minutos, hasta que los champiñones estén tiernos. Añade la leche de coco, la salsa de pescado, la sal, los copos de chile, la pimienta blanca, el cilantro y el edulcorante. Prueba y ajusta los condimentos a tu gusto. Adorna con copos de chile, cilantro y rodajas de lima fresca.

Notas

Las verduras verdes no se usan tradicionalmente en esta sopa, pero puedes añadir de 1 a 2 tazas de ramilletes de brócoli, de 2 a 3 tazas de bok choy baby en trozos grandes o 2 a 3 tazas de espinacas baby. Pon las verduras cuando incorpores los champiñones y las setas.

Ésta es una buena sopa, ideal como plato principal, una vez que hayas terminado con la limpieza. Entonces añade trozos muy finos de pechuga de pollo crudo o cocido (aproximadamente 100 gr por persona) cuando pongas el caldo en la olla. Si usas pollo crudo, cuece a fuego lento el caldo de 8 a 10 minutos para cocer el pollo por completo. También puedes usar pollo asado desmenuzado.

Sopa florentina de tomate

Tiempo de preparación: 15 min • Tiempo de cocción: 25 min
Rendimiento: 4 a 6 raciones

---

4 tazas de caldo de huesos de pollo (página 206) o caldo de colágeno
  de la Dra. Kellyann
1 lata (1 kg) de tomates en cubitos
1 diente de ajo machacado
½ taza de leche de coco entera sin azúcar enlatada
2 cucharaditas de condimento italiano
3 tazas o más de espinacas tiernas, sin apretar
1 taza de hojas de albahaca fresca cortadas en tiras finas
1 cucharadita de sal celta o rosa del Himalaya
½ cucharadita de pimienta negra recién molida

En una olla grande, calienta el caldo de huesos a fuego medio-alto. Vierte los tomates enlatados en una batidora y tritúralos hasta que formen una salsa. Incorpora los tomates y el ajo al caldo y cuece a fuego lento. Añade la leche de coco y el condimento italiano y baja el fuego. Cuece a fuego lento de 15 a 20 minutos. Incorpora las espinacas, la albahaca, la sal y la pimienta y cuece a fuego lento otros 3 minutos. Sirve caliente.

SOPA FRÍA DE PEPINO

Tiempo de preparación: 15 min • Tiempo de cocción: 12 min
Rendimiento: 4 a 6 raciones

1 taza de agua
4 pepinos medianos pelados en rodajas
½ taza de cebolla amarilla en aros
1 cucharadita de sal celta o rosa del Himalaya
½ cucharadita de pimienta negra recién molida
4 tazas de caldo de huesos de pollo (página 206) o caldo de colágeno
   de la Dra. Kellyann
½ cucharadita de polvo de arrurruz, mezclado con 1 cucharadita de agua
1 hoja de laurel pequeña
1 taza de leche de almendras natural sin azúcar
1 cucharadita de eneldo fresco picado
1 cucharadita de perejil fresco picado
1 cucharadita de cebolletas frescas picadas
½ cucharadita de ralladura de limón fresco

En una olla grande, pon el agua a hervir a fuego medio-alto. Añade los pepinos, la cebolla, la sal y la pimienta. Tapa y cuece a fuego lento de 5 a 7 minutos, hasta que las verduras estén blandas.

Haz una crema con una batidora hasta que quede suave. En una olla grande, pon el caldo de huesos a fuego lento y añade la mezcla de arrurruz, la hoja de laurel y los pepinos a la crema. Cuece a fuego lento, removiendo, 5 minutos, hasta que la sopa espese. Deja que la sopa se enfríe a temperatura ambiente e incorpora la leche de almendras, las hierbas frescas y la ralladura de limón. Refrigera. Sirve la sopa bien fría.

Notas
Ten cuidado al triturar una sopa caliente en una batidora o procesador de alimentos. Hazlo en varias veces y tapa la parte superior de la batidora o procesadora con un paño de cocina para evitar quemarte.

SOPA CREMOSA DE BRÓCOLI

Tiempo de preparación: 15 min • Tiempo de cocción: 25 min
Rendimiento: 4 a 6 raciones

2 cucharadas de ghee *(véase la página 72)* o mantequilla bío

2 dientes de ajo picados

1 cebolla pequeña en cubitos

4 tazas de caldo de huesos de pollo (página 206) o caldo de colágeno
   de la Dra. Kellyann

1 taza de leche de coco entera sin azúcar enlatada

4 tazas de ramilletes de brócoli

½ cucharadita de nuez moscada molida

1 cucharadita de sal celta o rosa del Himalaya

½ cucharadita de pimienta negra recién molida

En una olla grande, derrite el ghee a fuego medio-alto. Añade el ajo y la cebolla y reduce el fuego a medio-bajo. Cuece, removiendo, de 6 a 8 minutos, hasta que se ablanden.

Sube el fuego a medio-alto e incorpora el caldo de huesos, la leche de coco, el brócoli, la nuez moscada, la sal y la pimienta. Cuando la sopa empiece a cocer, reduce el fuego y cuece lentamente de 15 a 20 minutos, hasta que el brócoli esté hecho.

Haz puré con una batidora hasta que quede suave y cremoso. Sirve caliente.

Notas
Ten cuidado al hacer la crema en la batidora o procesador de alimentos. Hazlo en varias veces y tapa la parte superior de la batidora o con un paño de cocina para evitar quemarte.

SOPA DE BERROS

Tiempo de preparación: 10 min • Tiempo de cocción: 10 min
Rendimiento: 4 a 6 raciones

2 cucharadas de ghee *(véase* la página 72) o mantequilla bío

1 cebolla mediana en cubitos

2 dientes de ajo picados

4 tazas de caldo de huesos de pollo (página 206) o caldo de colágeno de la Dra. Kellyann

½ a 1 cucharadita de sal celta o rosa del Himalaya

½ cucharadita de pimienta negra o blanca recién molida

½ taza de leche de coco entera sin azúcar enlatada (opcional, para una sopa más cremosa)

2 manojos de berros (aproximadamente 400 gr) sin tallos gruesos

En una olla grande, derrite el ghee a fuego medio-alto. Añade la cebolla y el ajo, reduce el fuego a medio-bajo y cuece, removiendo, de 6 a 8 minutos, hasta que se ablanden.

Sube el fuego a medio-alto e incorpora el caldo de huesos, la sal y la pimienta. Si usas la leche de coco, añádela ahora. Deja cocer a fuego lento durante 3 minutos. Añade los berros y sigue cociendo a fuego lento aproximadamente 1 minuto, sólo para que se ablanden.

La sopa de berros se puede servir tal cual o en crema. Tritura con una batidora hasta que quede suave y cremosa.

Notas

Ten cuidado al hacer la crema en la batidora o procesador de alimentos. Hazlo en varias veces y tapa la parte superior de la batidora o con un paño de cocina para evitar quemarte.

VICHYSSOISE DE COLIFLOR

Tiempo de preparación: 15 min • Tiempo de cocción: 25 min
Rendimiento: 4 a 6 raciones

2 cucharadas de ghee (*véase* la página 72) o mantequilla bío

1 diente de ajo picado

2 puerros, sólo las partes blancas y verde pálido, en aros finos

4 tazas de caldo de huesos de pollo (página 206) o caldo de colágeno
de la Dra. Kellyann

½ taza de leche de coco entera sin azúcar enlatada

3 tazas de ramilletes de coliflor

½ cucharadita de tomillo seco

1 cucharadita de sal celta o rosa del Himalaya

½ cucharadita de pimienta negra recién molida, y más para servir

½ cucharadita de polvo de arrurruz mezclado con 1 cucharada agua,
y más si es necesario

En una olla grande, derrite el ghee a fuego medio-alto. Añade el ajo y los puerros y reduce el fuego a medio-bajo. Cuece, removiendo, de 6 a 8 minutos, hasta que se ablanden.

Sube el fuego a medio-alto e incorpora el caldo de huesos, la leche de coco, la coliflor, el tomillo, la sal y la pimienta. Cuando la sopa empiece a hervir, reduce el fuego y cuece a fuego lento de 15 a 20 minutos, hasta que la coliflor esté bien cocida.

Haz la crema con una batidora hasta que quede suave y cremosa. Devuelve a la olla e incorpora la mezcla de arrurruz. Cuece a fuego lento de 3 a 5 minutos, hasta que la sopa espese, añadiendo más arrurruz si quieres una sopa más espesa. Sirve caliente, adornada con pimienta negra recién molida.

Notas

Ten cuidado al hacer la crema en la batidora o procesador de alimentos. Hazlo en varias veces y tapa la parte superior de la batidora o con un paño de cocina para evitar quemarte.

Capítulo 10

AGUAS DETOX REFRESCANTES

Los alimentos curativos son la clave para la limpieza, pero ¿sabes qué es igual de importante? ¡Hidratación, hidratación, hidratación! Quiero que te llenes de agua todos los días y te explico por qué.

En tu torrente sanguíneo, el agua transporta nutrientes y oxígeno a las células. En tu sistema digestivo, te ayuda a digerir los alimentos y elimina las toxinas. El agua lubrica las articulaciones y actúa como un «amortiguador» para los tejidos, y mantiene la piel húmeda y flexible.

Además, beber agua puede ayudarte a perder peso. Un estudio encontró que beber alrededor de dos vasos de agua aumenta la tasa metabólica hasta en un 30 % y la mantiene elevada durante una hora.[1] Beber agua también resulta saciante, por lo que puedes comer menos y sentirte satisfecho, un efecto que no proporcionan los refrescos dietéticos. Un grupo de investigadores descubrió que las mujeres que bebían un vaso de agua tras el almuerzo todos los días mientras estaban a dieta perdían significativamente más peso que las mujeres que bebían refrescos dietéticos en las comidas.[2]

Por desgracia, actualmente el agua es escasa en nuestras dietas, con investigaciones que sugieren que hasta el 75 % estamos crónicamente deshi-

---

1. M. Boschmann *et al.*, «Water-Induced Thermogenesis», *Journal of Clinical Endocrinology & Metabolism*, 1 de diciembre de 2003, 88(12), 6015-19; academic.oup.com/ jcem/article/88/12/6015/2661518

2. A. Madjd *et al.* «Effects on Weight Loss in Adults of Replacing Diet Beverages with Water During a Hypoenergetic Diet, a Randomized, 24-Wk Clinical Trial», *American Journal of Clinical Nutrition,* diciembre de 2015, 102(6), 1305-12; academic.oup. com/ajcn/article/102/6/1305/4555169

dratados.[3] La deshidratación crónica causa «confusión mental» y una serie de problemas que van desde migrañas hasta estreñimiento y calambres musculares. Además, reseca la piel y hace que los ojos se vean hundidos, dándonos un aspecto envejecido.

Afortunadamente, la deshidratación es uno de los problemas más fáciles de resolver. Con la limpieza, tomarás mucha agua a través del caldo y del agua con limón por la mañana. Además, quiero que bebas aproximadamente dos litros de agua todos los días, y más si sudas haciendo ejercicio o trabajando en el jardín. Esto es especialmente importante porque una dieta baja en carbohidratos tiene efectos diuréticos.

Puedes beber el agua «sola» o en café, té, infusiones o, para conseguir puntos de limpieza adicionales, puedes prepararte aguas detox con sabores de fruta, verdura y hierbas. Si no estás familiarizado con el agua detox, en realidad se trata de infusiones (es decir, agua aromatizada con frutas, verduras, hierbas y especias) que ayuda a eliminar las toxinas del sistema y mejora la salud. Los ingredientes añadidos pueden darte un impulso nutricional, por ejemplo, acelerar tu metabolismo, pero el principal ingrediente beneficioso es el agua.

Las combinaciones de sabores que puedes crear son infinitas cuando haces agua detox. Así que, además de probar mis recetas, inventa las tuyas propias; es una excelente manera de usar todas las frutas y verduras que tengas en la cocina. Aquí hay una lista de combinaciones que puedes probar:

- Melón y fresa
- Pepino y menta
- Limón y lavanda
- Té verde y jengibre
- Té verde, limón y jengibre
- Limón y jengibre
- Limón y lima

---

3. «Chronic Dehydration More Common Than You Think», CBS Miami, 2 de julio de 2013; miami.cbslocal.com/2013/07/02/chronic-dehydration-more-common-than-you-think/

- Limón y frambuesa
- Limón y tomillo
- Limón, lima y pomelo
- Limón, lima o naranja y menta
- Lima, cilantro y cayena
- Bayas mixtas
- Naranja y arándano
- Naranja e hinojo
- Naranja y frambuesa
- Melocotón y tomillo
- Melocotón, ciruela y nectarina
- Piña y mango
- Fresa y melocotón
- Sandía y menta

Puedes usar una jarra para hacer tu agua detox, siguiendo las instrucciones de las recetas, o puedes usar una botella con infusor. Si usas una botella con infusor, simplemente reduce los ingredientes en consecuencia. De cualquier manera, te encantarán estas bebidas frescas y brillantes ¡y a tus células les encantará toda el agua que les envías!

Ah, y un consejo: una vez que estés en el Plan de Estilo de Vida de la Dra. Kellyann, puedes añadir una dosis de colágeno al agua detox. Es una manera fácil de conseguir la dosis diaria de colágeno.

AGUA DETOX DE MANZANA Y CANELA

Tiempo de preparación: 5 min • Rendimiento: 8 raciones

1 manzana sin corazón y en rodajas finas
1 rama de canela
3 tazas o más de hielo, suficiente para llenar una jarra hasta la mitad
Suficiente agua purificada para llenar una jarra de 2 litros.

Coloca la manzana y la ramita de canela en una jarra y cubre con hielo (esto mantendrá la fruta sumergida). Llena la jarra con agua purificada. Refrigera al menos 2 horas para que los sabores se fundan. Los sabores continuarán desarrollándose con el tiempo. Mientras bebes el agua detox, puedes continuar añadiendo agua a la jarra hasta que la fruta ya no infunda sabor.

Notas
Usa una rama de canela en lugar de canela molida, porque molida no se disolverá por completo ni le dará tanto sabor al agua.

AGUA DETOX DE POMELO Y ROMERO

Tiempo de preparación: 5 min • Rendimiento: 8 raciones

½ pomelo sin pelar en rodajas
2 a 4 ramitas de romero
3 tazas o más de hielo, suficiente para llenar una jarra hasta la mitad
Suficiente agua purificada para llenar una jarra de 2 litros

Coloca el pomelo y el romero en una jarra y cubre con hielo (esto mantendrá la fruta sumergida). Llena la jarra con agua purificada. Refrigera al menos 2 horas para que los sabores se fundan. Los sabores continuarán desarrollándose con el tiempo. Mientras bebes el agua detox, puedes continuar añadiendo agua a la jarra hasta que la fruta ya no infunda sabor.

Notas
El romero también funciona bien con las peras. Cambia el pomelo por 1 pera en rodajas finas (mis favoritas son las peras rojas).

AGUA DETOX DE LIMÓN Y PEPINO

Tiempo de preparación: 5 min • Rendimiento: 8 raciones

1 a 2 limones en rodajas
1 pepino mediano en rodajas
3 tazas o más de hielo, suficiente para llenar una jarra hasta la mitad
Suficiente agua purificada para llenar una jarra de 2 litros

Coloca el limón y el pepino en una jarra y cubre con hielo (esto mantendrá la fruta sumergida). Llena la jarra con agua purificada. Refrigera al menos 2 horas para que los sabores se fundan. Los sabores continuarán desarrollándose con el tiempo. Mientras bebes el agua detox, puedes continuar añadiendo agua a la jarra hasta que la fruta ya no infunda sabor.

Notas
Para realzar el agua puedes añadir un puñado de hojas de menta o ½ cucharada de cúrcuma molida. También puedes añadir una pizca de pimienta de cayena si te gustan las especias. ¿Prefieres las limas? Úsalas en lugar de los limones.

Agua detox de piña y fresa

Tiempo de preparación: 5 min • Rendimiento: 8 raciones

1 taza de trozos de piña fresca, congelada o enlatada sin azúcar
1 taza de fresas frescas o congeladas
3 tazas o más de hielo, suficiente para llenar una jarra hasta la mitad
Suficiente agua purificada para llenar una jarra de 2 litros

Coloca la piña y las fresas en el fondo de una jarra y cubre con hielo (esto mantendrá la fruta sumergida). Llena la jarra con agua purificada. Refrigera al menos 2 horas para que los sabores se fundan. Los sabores continuarán desarrollándose con el tiempo. Mientras bebes el agua detox, puedes continuar añadiendo agua a la jarra hasta que la fruta ya no infunda sabor.

Agua detox de fresa con limón y albahaca

Tiempo de preparación: 5 min • Rendimiento: 8 raciones

1 taza de fresas frescas o congeladas
½ limón en rodajas
Un puñadito de albahaca, de 6 a 8 hojas, machacado (para liberar los
    aceites aromáticos)
3 tazas o más de hielo, suficiente para llenar una jarra hasta la mitad
Suficiente agua purificada para llenar una jarra de 2 litros

Pon las fresas, el limón y la albahaca en una jarra y cubre con hielo (esto mantendrá sumergidas la fruta y la albahaca). Llena la jarra con agua purificada. Refrigera al menos 2 horas para que los sabores se fundan. Los sabores continuarán desarrollándose con el tiempo. Mientras bebes el agua detox, puedes continuar añadiendo agua a la jarra hasta que la fruta ya no infunda sabor.

Capítulo 11

RECETAS PARA EL PLAN DE ESTILO DE VIDA DE LA DRA. KELLYANN

Tan pronto como termines la limpieza (y elimines los kilos de más con mi dieta de caldo de huesos o mi dieta para perder tripa en 10 días), estarás listo para empezar con el Plan de Estilo de Vida de la Dra. Kellyann (*véase* el capítulo 5). Este plan es el secreto para mantenerse joven, vibrante y enérgico y aun así poder disfrutar de los alimentos más te gusten. Así es como vas a comer sin miedo para siempre.

Pero un trato es un trato, y antes dije que una vez que estés en el plan de mantenimiento, puedes comer lo que quieras en el 20 % de las ingestas (siempre que te ciñas a raciones razonables). Así que sí, puedes comer pizza o tortitas o patatas fritas un par de veces a la semana. Tienes mi bendición.

Sin embargo, espero que incluso en las comidas al 20 %, evites la comida basura y optes por alimentos que beneficien a tu organismo. Cuantos más alimentos naturales ingieras, de esos que mantienen el cuerpo limpio y saludable, menos ansiarás los alimentos nocivos.

Este capítulo trata sobre el 20 % de comidas que tienen un sabor un poco travieso, desde el pastel de colágeno con moca (página 250) hasta el saltimbocca de pollo (página 254), pero que aun así alimentan el organismo con los nutrientes necesarios.

¡Disfruta!

Pastel de manzana y canela

¿Estás harto de desayunar huevos cada mañana? Éste es un dulce regalo para cambiar tus despertares. También es un postre fabuloso cuando estás en un programa de mantenimiento.

Tiempo de preparación: 5 min • Tiempo de cocción: 2,5 min
Rendimiento: 1 ración

¼ de taza de harina de almendras
¼ de taza de puré de manzana sin azúcar
1 huevo
1 paquete de batido de colágeno de vainilla de la Dra. Kellyann
    o 1 cucharada de proteína de caldo de huesos de vainilla de la Dra.
    Kellyann (o de 15 a 25 gramos de proteína de colágeno de vainilla
    en polvo de alta calidad)
¼ de cucharadita de canela en polvo
½ cucharadita de levadura en polvo
Espray de aceite de coco para cocinar

En un bol pequeño, combina la harina, la compota de manzana, el huevo, el colágeno en polvo, la canela y la levadura en polvo. Rocía una taza de café grande con aceite de coco. Vierte la masa. cuece en el microondas a temperatura alta durante unos 2,5 minutos.

El pastel subirá en la taza mientras se hornea, pero se desinflará cuando termine de cocerse. Deja enfriar unos minutos antes de disfrutarlo. La taza estará extremadamente caliente.

¿HORNEADO SIN CEREALES? ¡SÍ SE PUEDE!

Dado que los cereales tienen tantos inconvenientes, es una buena idea minimizarlos en la dieta o incluso eliminarlos por completo. Pero no voy a mentir: renunciar a los cereales es un gran cambio de estilo de vida, y eso es especialmente cierto si te gusta hacer cosas al horno.

Si dudas en abandonar los cereales por completo, te entiendo. ¡Pero la buena noticia es que se puede comer lo que más guste aun sin cereales! De hecho, creo que te sorprenderá lo que puedes hacer con harinas sin cereales.

El truco consiste en dejar de pensar que la harina es sinónimo de cereal. Hay todo un mundo de harinas y espesantes sin cereales y todos son deliciosos. Veamos una introducción.

Harina de almendra

La harina de almendras está hecha de almendras enteras. Es muy diferente de la harina de almendras refinada *(véase* la página 246), así que asegúrate de no confundirlas. La harina de almendras común es más pesada y más «harinosa», si se me permite la redundancia, que la harina de almendras refinada, por lo que es mejor reservarla para rebozados, preparar pasteles o recetas de galletas que lo requieran específicamente.

Polvo de arrurruz

¿Quieres hacer salsa o espesar sopas y salsas sin usar harina de trigo o almidón de maíz? Entonces ésta es la solución. Sin embargo, no uses el polvo de arrurruz con productos lácteos porque se volverá viscoso y asqueroso.

Para espesar una salsa con arrurruz, mézclalo con una cantidad igual de agua fría. Luego, vierte la mezcla en un líquido. Calienta durante aproximadamente medio minuto. (¡No lo mezclas directamente con líquido caliente o se aglutinará!). Evita sobrecalentar las salsas que contengan polvo de arrurruz porque se descompondrán y se separarán. Puedes reemplazar la harina con la misma cantidad de polvo de arrurruz. Si quieres reemplazar la maicena, usa un poco menos.

También puedes añadir polvo de arrurruz a productos horneados que contengan harina de almendras o harina de coco. Actúa un poco como el gluten, haciéndolos más esponjosos y menos quebradizos.

Harina de almendras refinada

Esta harina, hecha de almendras sin piel, es excelente para todo, desde muffins y panes rápidos hasta galletas, brownies y galletas graham. Además, puedes hacer una masa de pizza deliciosa con ella.

La finura de la molienda de la harina de almendras varía de una marca a otra, y la molienda más fina generalmente te dará los mejores resultados. Para mantener la harina fresca, guárdala en el congelador, pero asegúrate de llevarla a temperatura ambiente antes de hornear con ella o quedará «grumosa». Puedes intentar sustituir la harina de trigo en tus recetas, pero te dará mejore resultados en recetas diseñadas específicamente para harina de almendras.

Además de hornear con harina de almendras refinada, puedes rebozar carnes con ella. (Yo también la uso para hacer buñuelos). Pero cuidado cuando doras las carnes rebozadas porque se pueden quemar fácilmente.

Harina de coco

Ésta es una excelente opción de harina para gofres, galletas, pasteles y muffins. También la uso para reemplazar el pan rallado en recetas como albóndigas y pasteles de cangrejo. Es tan versátil que definitivamente debería ser un elemento básico en cualquier cocina sin cereales.

La harina de coco absorbe los líquidos como una esponja, así que úsala en recetas que contengan una gran cantidad de ingredientes húmedos. Por lo general, necesitarás una taza de líquido y varios huevos por cada taza de harina de coco que uses. Tamiza la harina antes de usarla para quitar los grumos y deja que una masa hecha con harina de coco «repose» un poco antes de meterla en el horno porque se espesará.

Cocinar con harina de coco es un arte, y pequeños cambios en sus medidas pueden provocar grandes cambios en los resultados. Así que recomiendo seguir con recetas sencillas hasta que aprendas a usarla.

Otras harinas de frutos secos y semillas

Si eres aventurero (y tienes un poco de dinero extra), intenta sustituir la harina almendras por harinas de avellana o castaña. Les dará a tus horneados una dimensión completamente diferente. Y si eres alérgico a los frutos secos, prueba con harina de pipas de girasol.

Sólo hay una cosa que debes saber de antemano: las pipas de girasol contienen ácido clorogénico, y si mezclas harina de pipas con suficiente bicarbonato de sodio o levadura, tus horneados pueden desarrollar manchas verdes cuando se enfrían. Es totalmente inofensivo ¡pero es raro y poco apetecible!

Harina de plátano y plátanos

La de plátano es otra harina divertida para hacer crepes y tortitas, y algunas personas la usan para hacer tortillas mexicanas. Tiene un sabor distintivo que gusta a la mayoría de la gente. No es fácil encontrar esta harina en las tiendas, pero puedes comprarla *online*.

También puedes usar puré de plátanos verdes para hornear. Los plátanos no son bananas, pero se parecen. Cuanto más verdes sean, mejor, porque tendrán un sabor más neutro y menos «a plátano».

Almidón de tapioca

El almidón de tapioca hace que los panes que contienen harina de coco o de almendras sean más «mullidos» porque les añade elasticidad. También puedes usarlo para hacer fabulosos crepes, tortitas y panes planos.

Prepárate para un tiempo de prueba-error

Hornear con harinas sin cereales y espesantes requiere práctica. Puede que la líes en alguna ocasión, pero pronto descubrirás que es tan fácil como hornear con harinas normales.

También descubrirás que Internet está repleto de recetas para hornear sin cereales. (Por cierto, mientras eliminas los cereales de tu vida, busca también recetas que reemplacen el azúcar por edulcorantes más saludables, como miel, melaza, jarabe de arce y fruta del monje). En poco tiempo, serás un profesional en el uso de los nuevos ingredientes y nunca más necesitarás harinas a base de cereales.

Pastel de colágeno latte

Un gran desayuno cuando quieres algo diferente. No tienes que ir a una cafetería para tomarte un café latte. También es un postre fabuloso cuando estás en el plan de mantenimiento.

Tiempo de preparación: 5 min • Tiempo de cocción: 2 a 2,5 min
Rendimiento: 1 ración

¼ de taza de harina de almendras
½ plátano triturado (opcional)
1 huevo
1 paquete de batido de colágeno de vainilla de la Dra. Kellyann
    o 1 cucharada de proteína de caldo de huesos de vainilla de la Dra.
    Kellyann (o de 15 a 25 gramos de proteína de colágeno de vainilla
    en polvo de alta calidad)
1 cucharadita de café instantáneo en polvo o 1 paquete de café
    instantáneo con colágeno
½ cucharadita de levadura en polvo
Spray de aceite de coco para cocinar

En un bol pequeño, combina la harina, el plátano (si se usa), el huevo, el colágeno en polvo, el café en polvo y la levadura en polvo. Rocía una taza grande con el aceite en aerosol. Vierte la masa. Métela en el microondas 2,5 minutos si usas plátano, o 2 minutos sin plátano.

El pastel subirá a medida que se hornee, pero se desinflará cuando termine de cocerse. Deja enfriar unos minutos antes de disfrutarlo. La taza estará extremadamente Calienta.

Pastel de colágeno con moca

Este pastel se inspira en mi bebida especial de café favorita. ¿Qué podría ser mejor que unir chocolate con café? Además es un postre delicioso que puedes disfrutar durante el mantenimiento.

Tiempo de preparación: 5 min • Tiempo de cocción: 2 a 2,5 min
Rendimiento: 1 ración

¼ de taza de harina de almendras

½ plátano triturado (opcional)

1 huevo

1 paquete de batido de chocolate con colágeno de la Dra. Kellyann o 1 cucharada de proteína de caldo de huesos de chocolate de la Dra. Kellyann (o de 15 a 25 gr de proteína de colágeno de chocolate de alta calidad en polvo)

1 cucharadita de café instantáneo o 1 paquete de café instantáneo con colágeno

½ cucharadita de levadura

Aceite de coco en espray

En un bol pequeño, combina la harina, el plátano (si se usa), el huevo, el colágeno en polvo, el café en polvo y la levadura. Rocía una taza de grande con el aceite en espray. Vierte la masa. Métela en el microondas aproximadamente 2,5 minutos si usas el plátano o aproximadamente 2 minutos si no lo usas.

El pastel subirá a medida que se hornee, pero se desinflará cuando termine de cocerse. Deja enfriar unos minutos antes de disfrutarlo. La taza estará extremadamente caliente.

Desayuno de salteado de calabaza

Qué fácil es caer en la rutina del desayuno. Haces lo mismo todas las mañanas y al final necesitas un cambio. ¡Prueba un salteado de desayuno! Puedes hacer una sartén grande y dividirla en raciones individuales para ahorrar tiempo por la mañana. Es fácil de recalentar al fuego o en el microondas.

Tiempo de preparación: 20 min • Tiempo de cocción: 30 min
Rendimiento: 4 raciones

---

4 lonchas de jamón en dulce o pavo sin azúcar, nitratos ni nitritos, cortadas en cubitos
2 cucharadas de aceite de oliva
Aproximadamente 1,5 kg de calabaza butternut o kabocha, pelada y cortada en trozos de 1 cm (4 tazas)
1 pimiento rojo cortado en dados de 1 cm
1 cebolla cortada en dados de 1 cm
1 cucharadita de sal celta o rosa del Himalaya
½ cucharadita de pimienta negra recién molida
1 diente de ajo picado (opcional)
4 a 6 tazas de espinacas tiernas

Saltea el jamón en una sartén grande hasta que esté crujiente. Reserva en un plato con papel de cocina. En la misma sartén, añade el aceite de oliva, la calabaza, el pimiento, la cebolla, la sal y la pimienta y saltea a fuego medio unos 8 minutos. Añade el ajo (si se usa) y continúa cocinando 1 minuto más. Incorpora las espinacas y el jamón, mezcla bien y saltea aproximadamente 1 minuto, hasta que las espinacas se ablanden.

Notas
Pelar y cortar la calabaza en cubitos lleva tiempo porque es una verdura muy dura. Puedes cortarla con anticipación y guardarla en la nevera, en un recipiente hermético y lleno de agua, durante 1 a 2 días. Escurre bien antes de usar. Una vez preparado, el salteado se conservará en la nevera de 3 a 4 días.

Tortitas de calabaza y nueces pecanas

¿Se pueden comer tortitas? ¡Sí que puedes! Y estas tortitas de calabaza son deliciosas. Puedes hacer tortitas sin harina y te encantarán. Son un poco más delicadas que las normales, así que asegúrate de que el primer lado esté completamente cocido antes de darles la vuelta.

Tiempo de preparación: 5 min • Tiempo de cocción: 15 min
Rendimiento: 6 tortitas de 10 cm o 2 raciones

---

2 huevos grandes
$^1/_3$ de taza de puré de calabaza enlatado o cocido (no para rellenos)
2 cucharadas de mantequilla de girasol, manteca de almendras u otra manteca de frutos secos sin azúcar
Stevia o fruta del monje, equivalente a ½ o 1 cucharada de azúcar
¾ de cucharadita de especias para pastel de calabaza
¼ de cucharadita de levadura en polvo
2 a 3 cucharadas de nueces pecanas picadas
Aceite de coco en espray para cocinar y aceite de coco para la sartén

Coloca todos los ingredientes en un bol mediano y mezcla hasta que esté completamente mezclado.

Calienta una sartén antiadherente a fuego medio. Rocía la sartén con el aceite de coco en espray o embadurna ligeramente con aceite de coco. Vierte aproximadamente 3 cucharadas de la masa en la sartén precalentada para hacer una tortita de 10 cm. Cuece hasta que los bordes comiencen a dorarse y las burbujas en la parte superior comiencen a estallar. Dale la vuelta y cuece hasta que esté lista. Repite con el resto de la masa.

Notas
Ten cuidado al dar la vuelta a las tortitas. Si la espátula no se desliza por debajo del borde de la tortita, probablemente no está lista para darle la vuelta. Puedes usar dos espátulas para que te sea más fácil darles la vuelta.

No llenes mucho la sartén o darles la vuelta será un martirio. Usar una sartén antiadherente facilita la cocción.

Si no tienes especias para pastel de calabaza, combina ½ cucharadita de canela molida, ⅛ de cucharadita de nuez moscada, ⅛ de cucharadita de pimienta de Jamaica molida y una buena pizca de jengibre picado.

Pollo piccata

Esta comida italiana es fácil de preparar. La palabra «piccata» se refiere a un método de cocción de carne o pescado en el que la comida se corta a rodajas finas, se saltea y se sirve con una salsa que contiene zumo de limón, mantequilla y alcaparras. Sirve sobre un lecho de zoodles o de colirroz para una comida completa.

Tiempo de preparación: 20 min • Tiempo de cocción: 15 min
Rendimiento: 4 raciones

4 pechugas de pollo deshuesadas y sin piel
1 cucharadita de sal celta o rosa del Himalaya
½ cucharadita de pimienta negra recién molida
4 cucharadas de harina de almendras
1 cucharada de aceite de oliva
1 cucharada de ghee (véase la página 72) o mantequilla bío
½ taza de caldo de huesos de pollo (página 206)
¼ de taza de zumo de limón fresco
1 cucharada de ralladura de limón
¼ de taza de alcaparras, escurridas
¼ de taza de perejil, picado grueso

Coloca las pechugas de pollo entre dos hojas de film transparente. Utilizando un mazo de carne o una sartén, machaca el pollo hasta que tenga

1 cm de grosor. Espolvorea cada pechuga con sal y pimienta y reboza en harina de almendra. No te preocupes si queda algún trocito sin rebozar.

Calienta una sartén grande a fuego medio-alto y añade el aceite y el ghee. Dora el pollo por ambos lados, aproximadamente de 3 a 4 minutos por lado. Pasa el pollo a un plato y reserva. Añade el caldo de huesos, el zumo de limón, la ralladura de limón, las alcaparras y el perejil a la sartén. Remueve, raspando lo que se quede pegado e incorporándolo a la salsa.

Coloca las pechugas de pollo nuevamente en la sartén y déjalas hervir.

Reduce inmediatamente a fuego lento, cubre y cuece de 8 a 10 minutos, o hasta que el pollo esté bien cocido. Coloca el pollo en un plato y vierte la salsa encima. Sirve con colirroz o espinacas al vapor.

Saltimbocca de pollo

El saltimbocca es un plato italiano, también popular en el sur de Suiza, España y Grecia. Se elabora tradicionalmente con ternera envuelta en jamón serrano y salvia. Esta receta también está deliciosa con chuletas de pavo. Puedes cortar una pechuga de pavo deshuesada filetes o comprar chuletas de pavo listas para cocinar.

Tiempo de preparación: 15 min • Tiempo de cocción: 25 min
Rendimiento: 4 raciones

---

4 pechugas de pollo deshuesadas y sin piel
½ cucharadita de pimienta negra recién molida
½ a 1 cucharadita de ajo en polvo
8 hojas frescas de salvia
100 gr de jamón serrano sin nitratos y sin nitritos (aproximadamente
    8 lonchas finas)
1 cucharada de aceite de oliva
1 taza de caldo de huesos de pollo (página 206)
2 cucharadas de ghee (página 72) o mantequilla bío

Coloca las pechugas de pollo entre dos hojas de film transparente. Con un mazo de carne o una sartén, golpea el pollo hasta que tenga un grosor de 1 cm. Espolvorea cada pechuga con pimienta y ajo en polvo. Coloca 3 o 4 hojas de salvia en la parte superior de cada pechuga y luego enrolla 2 lonchas de jamón serrano transversalmente, sobre cada pieza, para mantener la salvia en su lugar.

Calienta la grasa en una sartén grande a fuego medio y dora el pollo por ambos lados, aproximadamente de 3 a 4 minutos por lado. Pasa el pollo a una fuente y cúbrelo con papel de aluminio para mantenerlo caliente.

Incorpora el caldo a la sartén y cuece a fuego lento de 4 a 5 minutos, o hasta que se reduzca a la mitad, raspando lo que se quede pegado para desglasar la sartén. Añade el ghee y remueve hasta que se derrita y la salsa esté cremosa. Devuelve el pollo a la sartén para que se caliente y sirve echando la salsa sobre el pollo. Sirve con colirroz o espinacas al vapor.

Notas

El jamón serrano es naturalmente salado, por lo que no necesitarás casi sal adicional en esta receta.

BURRITOS DE POLLO CON ADEREZO CON LIMA Y TAHINI

El tahini es mantequilla de semillas de sésamo tostadas, que se usa a menudo en la cocina del Mediterráneo oriental. Si te gustan las semillas de sésamo, te encantará el tahini. Tiende a separarse, así que asegúrate de mezclarlo bien antes de usarlo. Si lo guardas en la despensa del revés, será más fácil de mezclar. Este aderezo también es excelente para ensaladas.

Tiempo de preparación: 10 min • Rendimiento: 4 raciones

Para el aderezo de lima con tahini

¹/₃ de taza de tahini mezclado hasta que quede suave

1 diente de ajo picado

2 cucharadas de zumo de lima fresco (aproximadamente ½ lima)

1 cucharada de aceite de oliva

¼ de cucharadita de sal celta o rosa del Himalaya, y más según sea necesario

4 a 5 cucharadas de agua tibia

Para los burritos de lechuga

150 gr de pollo asado desmenuzado

1 zanahoria pequeña rallada

4 tomates cherry cortados en cuartos, o aproximadamente ½ taza de tomates pera, cortados en cubitos

1 pepino en trozos de 3 a 10 cm en rodajas finas o en cubitos (aproximadamente ½ taza)

2 cucharadas de cilantro picado en trozos grandes (opcional)

4 hojas verdes grandes de lechuga de cualquier tipo

Sal celta o rosa del Himalaya

1 pizca de pimienta negra al gusto

Prepara el aderezo: En una batidora, pon el tahini, el ajo, el zumo de limón, el aceite y la sal. Incorpora el agua, una cucharada cada la vez, hasta lograr la consistencia deseada.

Haz los burritos: En un bol pequeño, mezcla el pollo, la zanahoria, los tomates, el pepino y el cilantro (si se usa). Añade 2 cucharadas de aderezo de lima con tahini y mezcla. Coloca la ensalada de pollo sobre las hojas de lechuga y sazona con sal y pimienta, si quieres. Enrolla como un burrito.

Notas

También puedes disfrutarlos en un lecho de lechuga si prefieres comerlos en plato.

Pechugas de pollo Dijon con corazones de alcachofa y tomates secos

Tiempo de preparación: 15 min • Tiempo de cocción: 25 min
Rendimiento: 4 raciones

4 pechugas o muslos de pollo deshuesados y sin piel

1 cucharadita de sal celta o rosa del Himalaya

½ cucharadita de pimienta negra recién molida

1 cucharada de aceite de aguacate

2 cucharadas de ghee *(véase* la página 72) o mantequilla bío

1 taza de caldo de huesos de pollo (página 206)

3 dientes de ajo picados

1 cucharada de mostaza de Dijon

1 lata (400 gr) de corazones de alcachofa al natural, escurridos y cortados
   por la mitad

½ taza de tomates secos en rodajas (tomates secos, no en aceite)

Sazona las pechugas de pollo con sal y pimienta. Calienta el aceite y el ghee en una sartén grande a fuego medio-alto y dora el pollo, aproximadamente de 3 a 4 minutos por cada lado. Retira el pollo de la sartén y ponlo en un plato.

En la misma sartén, mezcla el caldo de huesos, el ajo y la mostaza raspando lo que se quede pegado. Incorpora los corazones de alcachofa y los tomates secos, remueve, devuelve las pechugas de pollo a la sartén y echa la salsa sobre ellas. Tapa, reduce el fuego y cuece a fuego lento de 15 a 20 minutos, o hasta que el pollo esté bien cocido.

Para servir, vierte la salsa sobre el pollo. Sirve con colirroz o espinacas al vapor.

Superbol de espinacas de Popeye

Esta deliciosa ensalada de espinacas es simple y saciante. Es fácil de combinar con alimentos preparados que ya están en la nevera: pollo asado o fiambre de pavo, jamón cocido y un huevo duro. Y, por supuesto, usa el aderezo adicional para ensaladas, una salsa o un adobo.

Tiempo de preparación: 15 min • Rendimiento: 8 raciones

Para el bol

1 taza o más de colirroz

1 taza o más de espinacas tiernas

100 gr de pollo asado, desmenuzado o de 100 gr de pavo sin nitratos, nitritos ni azúcar en tiras

1 huevo duro cortado en cubitos

1 loncha de jamón de pavo o de york sin nitratos, nitritos ni azúcar cocido y cortado en cubitos

4 o 5 champiñones blancos o portobello en rodajas

Unas rodajas de cebolla morada

3 o 4 tomates cherry cortados por la mitad

Para el aderezo de cebolla dulce
(para 8 raciones; rinde un poco más de 1 taza)

½ cebolla mediana dulce

½ taza de aceite de oliva

2 cucharadas de vinagre de vino tinto

Stevia o fruta del monje, para igualar de 3 a 4 cucharadas de azúcar

½ cucharadita de mostaza en polvo

½ cucharadita de ajo en polvo

½ cucharadita de sal celta o rosa del Himalaya

¼ de cucharadita de pimienta negra recién molida

2 a 3 cucharaditas de semillas de amapola (opcional)

Montar el bol: Coloca el colirroz en un bol y cubre con las espinacas, el pollo, el huevo, el jamón, los champiñones, la cebolla y los tomates.

Prepara el aderezo: Corta la parte superior e inferior de la cebolla. Coloca la cebolla en un plato apto para microondas y haz varios cortes en los lados de la cebolla con un cuchillo. Añade 1 cm de agua al plato, cubre y cuece en el microondas 4 minutos, para ablandar la cebolla. Tira el agua, destapa y deja enfriar por completo.

Cuando esté fría, corta la cebolla en varios trozos y colócala en una batidora. Añade el aceite, el vinagre, la stevia, la mostaza, el ajo en polvo, la sal, la pimienta y las semillas de amapola (si se usan) y mezcla hasta que quede suave y cremoso. Prueba y ajusta la sazón al gusto.

Mezcla la ensalada con 1 cucharada de aderezo y sirve.

Notas

Guarda la salsa en un recipiente cerrado en la nevera hasta 2 semanas. Úsalo como aderezo para ensaladas o adobo para pollo.

Empieza con menos edulcorante del que crees que necesitarás. Un poco rinde mucho. Cuando pruebes el aderezo puedes determinar si necesita más sabor.

CHILI DE CALABAZA

¿Chili de calabaza? ¡Sí! Añade una riqueza terrosa al chile junto con fibra, vitaminas y minerales. Muy a menudo, cuando pensamos en calabaza, pensamos en postres, pero la calabaza es ideal en las recetas saladas.

Tiempo de preparación: 20 min • Tiempo de cocción: 35 min
Rendimiento: 4 a 6 raciones

2 cucharadas de aceite de oliva

1 pimiento verde cortado en cubitos

1 cebolla picada

2 dientes de ajo picados

½ taza de perejil picado grueso

400 gr de pavo picado

1 a 2 cucharadas de chile en polvo

1 cucharadita de comino

1 cucharadita de sal celta o rosa del Himalaya

½ cucharadita de pimienta negra recién molida

1 lata (500 gr) de tomates cortados en cubitos escurridos

1 lata (500 gr) de calabaza (no relleno de pastel)

2 tazas de caldo de huesos de pollo (página 206)

¼ de taza de cilantro fresco picado (opcional)

¼ de taza de cebolla morada picada (opcional)

Calienta el aceite en una sartén profunda o en una olla a fuego medio y sofríe el pimiento y la cebolla durante 5 minutos. Añade el ajo, el perejil y el pavo picado, salteando a fuego medio-alto hasta que el pavo esté dorado. Cuando la carne esté completamente cocida, incorpora el chile en polvo, el comino, la sal y la pimienta.

Echa los tomates cortados en cubitos, la calabaza y el caldo de huesos. Lleva la mezcla a ebullición, reduce el fuego y cuece a fuego lento, tapado, 15 minutos. Destapa y deja cocer 15 minutos más, o hasta conseguir la consistencia deseada.

Sirve con el cilantro y la cebolla si quieres.

Notas

A mí me encanta poner una ración de este chile en mitad de una calabaza espagueti asada. También puedes añadir una cucharada de colirroz a un bol de chili.

GAMBAS CON ROMERO Y BEICON

Éste es un plato clásico de gambas del sur de Italia, realzado con beicon y romero. Es aromático, rápido y fácil de hacer. ¡Reducir el caldo de huesos y los tomates consigue una salsa increíble!

Tiempo de preparación: 10 min • Tiempo de cocción: 20 min
Rendimiento: 4 raciones

25 gr de beicon (aproximadamente 1 loncha) o 2 lonchas de jamón serrano en cubitos
1 cucharada de aceite de oliva
2 dientes de ajo en rodajas muy finas
2 tomates pera sin semillas y en cubitos
1,5 cucharaditas de romero fresco finamente picado
1 taza de caldo de huesos de pollo (página 206)
¼ de cucharadita de pimienta negra recién molida
600 gr de gambas grandes peladas
2 cucharadas de ghee (véase la página 72) o mantequilla bío
Sal celta o rosa del Himalaya al gusto (opcional)

En una sartén grande a fuego medio-alto, saltea el beicon hasta que esté dorado y crujiente. Retira de la sartén y reserva en un plato forrado con papel absorbente. En la misma sartén, añade el aceite de oliva, el ajo, los tomates y el romero y sofríe 3 minutos. Incorpora el caldo de huesos y la pimienta, y cuece a fuego lento, removiendo ocasionalmente hasta que el caldo se reduzca a la mitad. Pon las gambas y cuece a fuego medio de 8 a 10 minutos para que se hagan bien. Incorpora el ghee y el beicon y mezcla todos los ingredientes hasta que el ghee se derrita por completo en la salsa. Prueba y sala si es necesario.

Sirve la salsa sobre colirroz.

Notas

Tanto el beicon como el jamón son salados, por lo que probablemente no necesites sal adicional en esta receta.

COMIDAS RÁPIDAS PARA LOS DÍAS DE VIAJE

• •

Es cierto que preparar comidas frescas con alimentos sanos y naturales no es tan fácil como comprar una fiambrera con lasaña congelada. Sin embargo, hay muchas comidas que puedes preparar rápidamente cuando la vida se acelera. Éstas son algunas de mis favoritas:

Una ensalada grande aliñada con aceite de oliva y vinagre o limón, más unas verduras salteadas con una proteína de tu gusto es una opción rápida y saludable.

Cualquiera de mis sopas de carga de caldo con proteína añadida también lo son.

Pollo asado y ensalada aliñada con aceite de oliva y vinagre o limón.

Salmón ahumado con cebolla, alcaparras y limón y una o dos verduras al lado.

Ensalada de huevo o ensalada de atún aderezada con 1 cucharada de mayonesa de aguacate y ¼ de aguacate, sobre un lecho de lechuga con rodajas de tomate y pepino.

Calabacín en espiral con una simple salsa boloñesa.

Colirroz cubierto con una proteína de tu elección.

Una hamburguesa de pavo, ternera o buey envuelta en lechuga con mayonesa de aguacate como condimento.

Pavo envuelto en lechuga con ½ aguacate o mayonesa de aguacate.

Un bol de chile casero (véase la página 259) servido sobre colirroz.

Una ensalada del chef con fiambre de pavo, pollo asado, huevos duros o una combinación de proteínas, servida con ½ aguacate o aderezada con aceite de oliva y vinagre o limón.

Un bol grande de verduras salteadas con la proteína que elijas.

Gambas con salsa de cóctel (usa kétchup sin azúcar y añade rábano picante fresco), servidas con ensalada o verduras.

Es fácil pensar en muchas otras comidas para después de la limpieza. Sigue la plantilla de las páginas 105 a 108 y estarás listo
para empezar. Y aquí hay otro consejo: ¡no olvides las sobras porque son la comida más fácil para llevar!

P.D.: ¡HÁBLAME DE TU LIMPIEZA!

Sé cómo esta limpieza cambió mi vida para mejor, y ahora me encantaría
saber lo que hace por ti. ¡Así que tómate un minuto y comparte tu historia
de limpieza conmigo y con mi comunidad!

El hashtag oficial es #drkellyanncleanse. Si añades este hashtag a tus
publicaciones en las redes sociales, mi equipo y otros que busquen inspiración podrán ver tu publicación y conectarse contigo. Puedes buscar este
hashtag en Instagram, Facebook y Twitter y ver qué se comparte sobre la
dieta, incluidas ideas de recetas divertidas.

Además, mira mi página de Facebook en facebook.com/groups/ DrKe-
llyannsCleanse. Tengo una comunidad enorme y maravillosa de personas
a las que les encanta compartir recetas, consejos e inspiración, y les encantaría conocerte.

Sígueme en Twitter @DrKellyann y en Instagram @DrKellyannPetrucci.

Contador de carbohidratos: Tanto si quieres mantener un consumo mo-
deradamente bajo en carbohidratos o hacer una dieta cetogénica completa,
es importante conocer el recuento de carbohidratos de los alimentos que
elijas. Ésta es una tabla útil (*véanse* las páginas 264 a 267) que indica cuántos carbohidratos (y, lo que es más importante, cuántos carbohidratos netos) hay en las diferentes frutas, verduras, frutos secos y semillas.

FRUTOS SECOS Y SEMILLAS	TAMAÑO DE LA RACIÓN	CARBOHIDRATOS TOTALES (gr)	FIBRA (gr)	CARBOHIDRATOS NETOS (gr)
Almendras	¼ de taza	11	6,5	4,5
Anacardos	¼ de taza	15	1,65	13,35
Avellanas	¼ de taza	8,5	4,85	3,65
Cacahuetes	¼ de taza	8	4,75	3,25
Cáñamo (semillas)	¼ de taza	4,35	4	0,35
Castañas	¼ de taza	17,5	0	17,5
Chía	2 cucharadas	10,5	8,5	2
Lino	2 cucharadas	7,25	6,75	2,5
Nueces	¼ de taza	7	3,35	3,65
Nueces de Brasil	¼ de taza	6	3,75	2,25
Nueces de macadamia	¼ de taza	7	4,3	2,7
Pecanas	¼ de taza	7	4,8	2,2
Piñones	¼ de taza	6,5	1,85	4,65
Pipas de calabaza	¼ de taza	5,5	3	2,5
Pipas de girasol	¼ de taza	10	4,3	5,7
Pistachos	¼ de taza	13,5	5,5	8
Semillas de amapola	2 cucharadas	7	5	2
Sésamo	2 cucharadas	5.7	3	2,75

FRUTA	TAMAÑO DE LA RACIÓN	CARBOHIDRATOS TOTALES (gr)	FIBRA (gr)	CARBOHIDRATOS NETOS (gr)
Albaricoques	½ taza	11	2	9
Arándanos	½ taza	14	2,4	11,6
Azufaifa	½ taza	20	0	20
Bananas	½ taza	23	2,6	20,4
Carambolas	½ taza	6,7	2,8	3,9
Cereza amarga	½ taza	12	3	15
Cerezas	½ taza	16	1,6	10,4
Chirimoyas	½ taza	18	0,9	7,3
Ciruelas	½ taza	11	1,4	9,6
Coco	½ taza	15	1,7	9,3
Frambuesas	½ taza	12	6,5	5,5
Fresas	½ taza	7,7	2	5,7
Fruta de la pasión	½ taza	23	10	13
Granadas	½ taza	19	4	15
Grosellas	½ taza	12	9	6
Guayabas	½ taza	14	5,4	8,2
Kiwis	½ taza	15	3	12
Limas	½ taza	11	2,8	8,2
Limones	½ taza	9,3	2,8	6,5
Lichis	½ taza	15	1,1	13,9
Mandarinas	½ taza	12	2,1	13,9
Mangos	½ taza	15	1,6	13,4
Manzana G. S.	½ taza	14	2,4	11,6
Melocotones	½ taza	14	0,6	13,4
Melón	½ taza	12	5,3	6,7
Melón amarillo	½ taza	9,1	0,8	8,3
Membrillo	½ taza	15	1,9	13,1
Moras	½ taza	9,6	5,3	4,3
Naranja china	½ taza	16	6,5	9,5
Nectarinas	½ taza	11	1,7	9,3
Nísperos	½ taza	12	1,7	10,3
Papayas	½ taza	11	1,7	9,3
Peras	½ taza	15	3,1	11,9
Piña	½ taza	13	1,4	11,6
Plátanos	½ taza	32	2,3	29,7
Pomelos	½ taza	8,2	0	8,2
Ruibarbo	½ taza	4,5	1,8	2,7
Sandía	½ taza	7,6	0,4	7,2
Uvas	½ taza	18	0,9	17
Yacas	½ taza	23	1,5	21,5

VERDURA	TAMAÑO DE LA RACIÓN	CARBOHIDRATOS TOTALES (gr)	FIBRA (gr)	CARBOHIDRATOS NETOS (gr)
Achicoria	1 taza	1,8	0,4	1,4
Aguacates	1 taza	13	10	3
Alcachofa (corazones)	½ taza	11	5,4	5,6
Apio	1 taza	3	1,6	1,4
Apio (raíz)	1 taza	14	2,8	11,2
Arrurruz	1 taza	16	1,6	14,4
Berenjenas	1 taza	4,8	2,5	2,3
Berros	1 taza	0,4	0,2	0,2
Berza	1 taza	2	1,4	0,6
Boniatos	1 taza	13,5	2	11,5
Brócoli	1 taza	6	2,4	3,6
Calabacines	1 taza	3,5	1,1	2,4
Calabaza	1 taza	7,5	0,6	6,9
Calabaza bellota	1 taza	15	2,1	12,9
Calabaza china	1 taza	1,5	0,7	0,8
Calabaza espagueti	1 taza	7	1,5	5,5
Calabaza napa	1 taza	1,5	0,7	0,8
Calabaza squash	1 taza	16	2,8	13,2
Calabaza de verano	½ taza	3,4	1,1	2,3
Cardo	1 taza	1,4	0,6	0,8
Cebollas blancas	1 taza	15	2,7	12,3
Cebollas rojas	1 taza	16	2	14
Cebolleta tierna	1 taza	7	2,6	4,4
Cebollino	2 cucharadas	0,2	0,2	0
Chalotas	¼ de taza	6,8	1,2	5,6
Champiñones blancos	1 taza	23	0,7	1,6
Champiñones portobello	1 taza	3,3	1,1	2,2
Chiles	½ taza	8,8	1,5	7,3
Chirivías	½ taza	12	6,5	5,5
Col	1 taza	4,1	1,8	2,3
Col lombarda	1 taza	5,2	1,5	3,7
Coles de Bruselas	1 taza	7,9	3,3	4,6
Coliflor	1 taza	5,3	2,1	3,2
Colinabo	1 taza	8,4	4,9	3,5

VERDURA	TAMAÑO DE LA RACIÓN	CARBOHIDRATOS TOTALES (gr)	FIBRA (gr)	CARBOHIDRATOS NETOS (gr)
Endivias	1 taza	1,6	1,6	0
Espárragos	1 taza	5,2	2,8	2,4
Espinacas	1 taza	1,1	0,7	0,4
Grelos	1 taza	1,1	1,1	0
Guisantes	1 taza	21	8,3	12,7
Hinojo	1 taza	6,4	2,7	3,7
Jalapeños	1 taza	5,9	2,5	3,4
Jengibre	2 cucharadas	2,15	0,25	1,9
Jícama	1 taza	11	6,4	4,6
Judías verdes	1 taza	7	2,7	4,3
Kale	1 taza	1,4	0,6	0,8
Lechuga romana	1 taza	1,6	1	0,6
Lechuga verde	1 taza	1	0,5	0,5
Mandioca	¼ de taza	19,5	0,9	18,6
Mostaza (hojas)	1 taza	2,6	1,8	0,8
Nabos	1 taza	8,4	2,3	6,1
Nabos (hojas)	1 taza	3,9	1,8	2,1
Nabos suecos	1 taza	12	3,2	8,8
Okra	1 taza	7,5	3,2	4,3
Olivas	10 olivas	3	1	2
Patatas amarillas	½ taza	12	2	10
Patatas blancas	½ taza	12	1,8	10,2
Patatas rojas	½ taza	12	1,3	10,7
Pepino con piel	1 taza	3,8	0,6	3,2
Pimiento amarillo	1 taza	6,3	0,9	5,4
Pimiento rojo	1 taza	5,6	1,9	3,7
Pimiento verde	1 taza	4,3	1,6	2,7
Puerros	1 taza	13	1,6	11,4
Rábanos	1 taza	3,9	1,9	2
Rábanos daikon	1 taza	4,8	1,9	2,9
Remolacha	1 taza	13	3,6	19
Remolacha (hojas)	1 taza	1,7	1,4	0,3
Rúcula	1 taza	8	0,4	0,4
Tomates	1 taza	7	2,2	4,8
Zanahoria	½ taza	9,6	2,8	6,8

Índice analítico

ÍNDICE